Cambio de imagen total del intestino: colitis ulcerosa: Una guía completa para entender la colitis ulcerosa con un plan de comidas de 28 días, recetas y terapias para un rápido alivio.

KING OF KINGS

AF816891

King of Kings Publishing
12837 Louetta Road, Suite 203
Cypress, TX 77429
www.kingofkingspublishing.com
@kingofkingspublishing

Diseño de portada - Zeljka Kojic
Editor - Jackie Rapetti

Aviso legal

La información contenida en este libro y su contenido no pretende reemplazar ni sustituir ninguna forma de asesoramiento médico o profesional; tampoco pretende sustituir la necesidad de asesoramiento o servicios médicos, financieros, legales o de otro tipo independientes, cuando sea necesario. El contenido y la información de este libro se han proporcionado únicamente con fines educativos y de entretenimiento.

El contenido y la información de este libro se han recopilado de fuentes que se consideran fiables y son exactas según el leal saber y entender del autor. Sin embargo, el Autor no puede garantizar su exactitud y validez y no se hace responsable de los errores y/u omisiones. Además, periódicamente se introducen cambios en este trabajo según las necesidades. Cuando sea apropiado y/o necesario, debe consultar a un profesional (incluyendo, pero no limitado a, su médico, abogado, asesor financiero u otro asesor profesional) antes de utilizar cualquiera de los remedios, técnicas o información sugeridos en este libro.

Al utilizar el contenido y la información de este libro, usted se compromete a eximir al autor de cualquier daño, coste y gasto, incluidos los honorarios de los abogados, que puedan derivarse de la aplicación de cualquier información proporcionada por este libro. Esta exención de responsabilidad se aplica a cualquier pérdida, daño o perjuicio causado por el uso y la aplicación, directa o indirectamente, de cualquier consejo o información presentada, ya sea por incumplimiento de contrato, agravio, negligencia, daños personales, intención criminal o cualquier otra causa de acción.

Usted acepta todos los riesgos asociados al uso de la información presentada en este libro.

Al continuar leyendo este libro, usted acepta consultar a un profesional (incluyendo, pero sin limitarse a, su médico, abogado, asesor financiero u otro asesor según sea necesario) antes de utilizar cualquiera de los remedios, técnicas o información sugeridos en este libro.

ÍNDICE DE CONTENIDOS

ÍNDICE DE CONTENIDOS

ÍNDICE DE CONTENIDOS

ÍNDICE DE CONTENIDOS

ÍNDICE DE CONTENIDOS

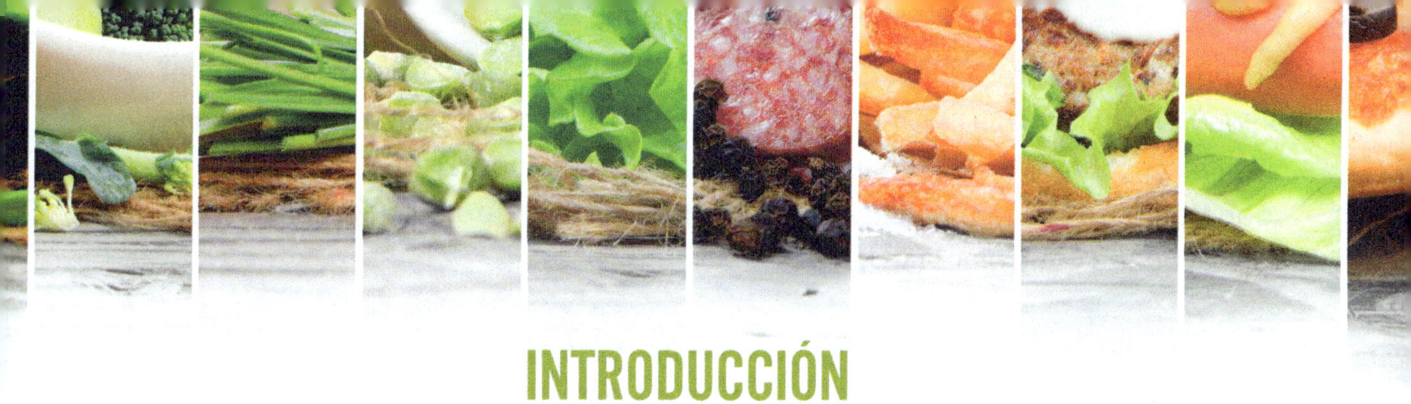

INTRODUCCIÓN

La colitis ulcerosa suena como el tema ideal para una deliciosa cena o una primera cita, ¿no es así? Vale, no lo es, pero de eso estamos aquí para hablar. ¿Por qué? Lo más probable es que hayas elegido este libro porque tú o un ser querido tiene colitis ulcerosa. Y eso puede sonar aterrador.

Aunque puedes sentirse sólo con tu diagnóstico, la colitis ulcerosa (CU) es más común de lo que crees. Cada año se diagnostican unos tres millones de estadounidenses con colitis ulcerosa. Y esta enfermedad no se limita a los norteamericanos. Millones de personas en todo el mundo también tienen CU. No estás solo.

Pero te sientes completamente solo. Por eso este libro está a punto de convertirse en tu mejor amigo. Empecemos por el principio. En este momento, las preguntas vuelan en tu cerebro. ¿Cómo? ¿Por qué yo? ¿Cuál es el siguiente paso? Y, lo más importante, ¿cómo puedo vivir sin dolor y sin molestias? Puede que no te sientas mejor, pero si vives con la CU, estás en buena compañía. No es el momento de regodearse. No quieres sacar la tarta de la fiesta.

Y, por supuesto, la compañía no ayuda a dejar de sentirse mal. Quieres empezar a sentirte en forma, feliz y libre de las molestias, del dolor y de cualquier otro problema asociado a tu diagnóstico de CU. No se conoce ninguna causa médica para la colitis ulcerosa. Puedes respirar tranquilo; aquí no hay nadie a quien culpar. Después de todo, el estrés nunca ayuda, de hecho, tiende a empeorarlo todo.

Naturalmente, esto puede ser frustrante. La CU es una enfermedad crónica que no tiene cura.

Sin embargo, existen tratamientos y medicamentos que ayudan a aliviar el dolor y las molestias. Desde los medicamentos básicos con esteroides hasta la cirugía, encontrarás el tratamiento adecuado. Sin embargo, aunque no se conozcan las causas médicas, esto no significa que no se pueda hacer algo para ayudar a controlar la CU.

La medicación es útil. Para muchos, cambiar su estilo de vida, incluyendo su dieta general, también es útil. Su objetivo es estar libre de síntomas. Esta es una buena noticia.

El objetivo de este libro de cocina es permitirte estar más sano, más feliz y libre de síntomas durante largos períodos de tiempo sin tener que sufrir las consecuencias negativas de la CU. Pero entonces volvemos a la vieja pregunta... ¿Qué es exactamente la colitis ulcerosa?

Excelente pregunta. La CU forma parte del síndrome del intestino irritable. Esencialmente, significa que tu intestino grueso está inflamado e irritado. A diferencia de la enfermedad de Crohn, la CU sólo afecta al intestino grueso. Esta irritación del revestimiento del intestino (incluido el recto) puede causar muchas molestias y dolor.

Los síntomas pueden ir desde la diarrea y calambres estomacales hasta enfermedad hepática y la pérdida de nutrientes. El problema es que estos síntomas se parecen a muchos otros, y puede llevar tiempo encontrar el diagnóstico correcto.

Cuanto más tiempo se pase sin tratar la CU, peor será, algo que nadie quiere. Nadie quiere vivir su vida definida y limitada por el dolor y el malestar. Si estás leyendo esto, es porque quieres hacer algo más que simplemente controlar el dolor con medicamentos.

Puede que necesites usarlos de vez en cuando. Pero la dependencia de los esteroides puede tener sus propias complicaciones. Lo ideal es reducir la medicación y controlar los síntomas con una dieta más saludable. Si consigues hacerlo, serás más feliz y estarás más sano en muchos aspectos.

A estas alturas, es posible que tu médico te haya recomendado tratamientos y cambios en tu estilo de vida. A menudo, esto puede parecer una condena de por vida. Pero no tiene por qué serlo.

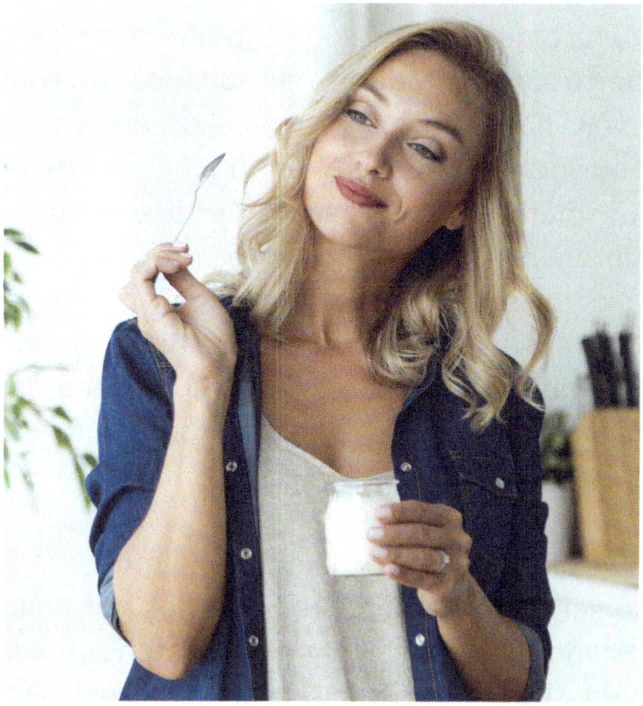

Puedes conseguir libros sobre dietas para el Síndrome de Intestino Irritable o varios libros de recetas para aliviar el intestino. Pero queremos que seas la versión más sana y menos dolorosa posible de ti mismo. Descubrirás que es mejor centrarse en tu enfermedad específica que en el espectro más amplio del SII.

Cuando conozcas tu cuerpo, y lo que te gusta y lo que no, podrás elaborar una dieta personalizada para optimizar tu vida diaria. El objetivo es construir una dieta en torno a las cosas que te calman y nutren. Y evitar los alimentos que te hacen sentir peor.

A veces todo es cuestión de ensayo y error. Pero tener un buen punto de partida te dará una gran ventaja. ¡Y por eso tienes este libro! Por supuesto, la gestión es importante. Nadie está sugiriendo que se ignore a los médicos cuando se trata de tratar la CU.

Pero quieres tratar todo tu cuerpo. Ir más allá de los tratamientos de la medicina occidental moderna. Controlar lo que entra en su cuerpo es extremadamente importante para su salud general, tanto mental como física. La gestión es la clave número uno para vivir una vida equilibrada y feliz con la UC. Puede controlar su enfermedad a través de la dieta.

Ya ha oído el dicho "somos lo que comemos"... pues bien, en ningún lugar es más cierto que en todo lo relacionado con el intestino. Lo que comes te dirá si no estás haciendo lo correcto. Los alimentos y las combinaciones de alimentos equivocados pueden ser malos. Pueden hacer que te sientas hinchado e incómodo. Pueden hacer que te enfermes. Y lo que es peor, pueden provocar síntomas.

De repente, tienes ganas de ir al baño cada cinco minutos. ¡Bam! Tienes calambres y un dolor intenso. ¡Uy! Tiene náuseas o vómitos. Nadie quiere eso. Y nadie debería vivir así. Un enfoque integral es una de las mejores maneras de tratar la enfermedad.

No sólo permite que la medicina moderna haga su trabajo, sino que abarca todo tu ser. Al comer bien, obtienes los nutrientes adecuados para calmar y aliviar tu estado. Al comer bien y prestar atención a lo que comes, aumentas tu calidad de vida y tu sensación de bienestar en general.

La investigación médica afirma que no hay relación con la dieta, pero la dieta es una parte importante de lo que uno es. Nuestro estilo de vida moderno y los alimentos precocinados están causando todo tipo de problemas de salud. Sin embargo, muchas personas con CU llevan una vida sana.

Hasta que sean diagnosticados. Por eso, tratar todo el cuerpo con medicamentos y una dieta óptima supone una gran diferencia.

Sí, estamos hablando del enfoque holístico. Una de las mejores formas de tratar las enfermedades es el enfoque holístico. No sólo permite que la medicina moderna haga su trabajo, sino que abarca todo tu ser: cuerpo, mente y alma.

Es esencial alimentarse bien, asegurándose de obtener los nutrientes adecuados para calmar y aliviar su condición. Y esto contribuye a su sensación general de bienestar.

Los superalimentos no sólo mejoran tu salud y te hacen lucir bien, sino que te dan toneladas de energía para combatir la fatiga y poder hacer las cosas. Si el cansancio es una de tus primeras señales de alarma, busca en el libro recetas y tentempiés que contengan estos alimentos energéticos. De este modo, puedes empezar a picar, sorber o sorber para detener (o reducir) un brote en seco.

- ***Exceso de tiempo en el baño:*** Ya conoces esa sensación. Todos la conocemos. Ya sea por las ganas de ir una y otra vez, o por la diarrea excesiva, es un infierno. Especialmente en medio de un brote. Y, por supuesto, la diarrea conlleva la pérdida de líquidos y nutrientes. Por lo tanto, es importante ingerir líquidos y beber mucha agua a lo largo del día si estás experimentando estos síntomas. Prueba a tomar bebidas electrolíticas caseras sencillas. En los casos graves, puede ser necesario tomar suplementos.

- ***Sentirse mal:*** Las náuseas son otro síntoma de la CU; es la montaña rusa sin la emoción. La razón por la que te sientes mal es por tus intestinos inflamados. Aunque no tengas apetito, tu cuerpo sigue necesitando nutrientes. No intente saturar su cuerpo con una gran comida durante estos momentos; simplemente come comidas más pequeñas a lo largo del día. Y tómese su tiempo mientras come para permitir que su cuerpo se relaje y digiera correctamente los alimentos.

- ***Pérdida de peso:*** No se afirma que las recetas de este libro permitan perder peso. Por supuesto, llevar una dieta de alimentos integrales baja en grasas, carbohidratos y azúcares puede conducir naturalmente a la pérdida de peso. Pero la pérdida rápida de peso debida a la CU puede deberse a lo contrario: estás desnutrido y no recibe suficientes nutrientes.

Esto puede deberse a que su cuerpo tiene más dificultades para absorberlos. O puede ser por la pérdida de nutrientes debido a la diarrea. Como tu cuerpo necesita esos bloques de construcción para mantenerte en funcionamiento, recurrirá a "comerse" tus propios músculos. Cuando tu cuerpo está sobrecargado de trabajo porque algo más está funcionando mal, utilizará toda la energía que tengas, y entonces empezará a "consumirse a sí mismo" para ayudarte a seguir adelante.

Para intentar evitar que tu cuerpo agote tus músculos, es necesario un diagnóstico y un plan de tratamiento adecuados. Además, para mantener el cuerpo en condiciones óptimas y evitar los brotes, la dieta es fundamental. Y comer comidas más pequeñas y frecuentes también ayuda. Al igual que beber agua en pequeños sorbos a lo largo del día.

• ***Anemia:*** El recuento de glóbulos rojos es anormalmente bajo, lo que puede provocar fatiga. Es posible que necesite hierro intravenoso si sus niveles de hierro son muy bajos. O si su cuerpo tiene dificultades para absorberlo.

Pero también hay suplementos que su médico puede recetarle; estos suplementos se suministran en cantidades regulares y mayores que las que puede obtener sin receta, o están especialmente formulados para ayudar a la absorción del hierro. Con un enfoque holístico, se recomienda una dieta en alimentos magros y ricos en hierro, como las verduras de hoja verde cocidas en lugar de las crudas en el caso de la CU. Consulte los alimentos ricos en hierro y las recetas de este libro si padece anemia.

Además, puede practicar técnicas de respiración de yoga; algunas personas juran que esto ayuda. Si tienes anemia, debes asegurarte de que el cuerpo absorbe suficiente hierro. Los medicamentos, las vitaminas y la alimentación adecuada ayudarán a la absorción del hierro, lo que a su vez ayudará a que tu cuerpo vuelva a estar en equilibrio.

• ***Sangre y pus y exceso de mucosidad:*** Aunque este no es el más bonito de los síntomas, es importante hablar de él. Si detectas sangre, pus o exceso de mucosidad, significa que estás teniendo un brote severo. Básicamente, es cuando la diarrea frecuente causa irritación y las células que recubren el intestino empiezan a morir. Pueden formarse llagas (úlceras) que provocan sangre y pus por la exacerbación constante.

Cuando no tengas una exacerbación, la fibra natural en tu dieta te ayudará a mantener las cosas suaves y menos dolorosas. Por ello, el plan y las recetas específicas que se encuentran en este libro son tan importantes para su salud.

• ***Calambres:*** Los calambres, de leves a graves, suelen ser un síntoma asociado a la CU. Si los calambres son graves, es posible que deba ajustar su dieta o consultar a su médico. Los calambres suelen estar causados por la inflamación del intestino. Esto también puede ser un efecto secundario de la diarrea y de las deposiciones frecuentes; los calambres también pueden ser causados por su hígado.

Algunos describen los calambres como una mano que aprieta con fuerza el interior. Es doloroso y puede interferir en tu vida cotidiana. La inflamación lo provoca (al igual que el hígado en los casos más graves) y puede desencadenar una colitis en el lado izquierdo. A menudo los calambres van acompañados de hinchazón, gases y dolor de estómago.

Los calambres suelen producirse por comer alimentos desencadenantes, así como por beber cafeína y alcohol. Los calambres suelen empezar antes de hacer caca y después de comer. Si además eres intolerante a la lactosa, el consumo de lácteos puede desencadenarlos. Los calambres suelen ser provocados por dietas ricas en azúcares y grasas saturadas, e incluso como reacción a la medicación. Así que, de nuevo, la dieta es muy importante.

• ***Erupciones, llagas, etc:*** Otros síntomas de la CU son las erupciones cutáneas, las llagas en la boca, la fiebre, el dolor de las articulaciones e incluso el dolor y el enrojecimiento de los ojos. Estos síntomas pueden aparecer porque hasta ahora no has encontrado el diagnóstico correcto. O bien está teniendo un brote muy agudo.

Mientras que algunas personas pueden experimentar los peores síntomas, otras pueden tener brotes muy leves. Otras pueden sufrir una variedad de síntomas de la CU, mientras que algunas pueden limitarse a sufrir calambres o anemia o alguna otra cosa.

En algunos casos, los enfermos de colitis ulcerosa pueden acabar padeciendo una enfermedad hepática debido a que el hígado no puede funcionar correctamente. El hígado es uno de los órganos que más trabajan en el cuerpo; procesa todo lo que entra en el cuerpo, lo bueno y lo malo. Si la CU no se trata adecuadamente o si se deja sin tratar durante mucho tiempo, puede provocar una inflamación del hígado. Esto puede provocar hepatitis A autoinmune, hígado graso, pancreatitis y/o cálculos biliares.

¿Cómo saber si el hígado está afectado?

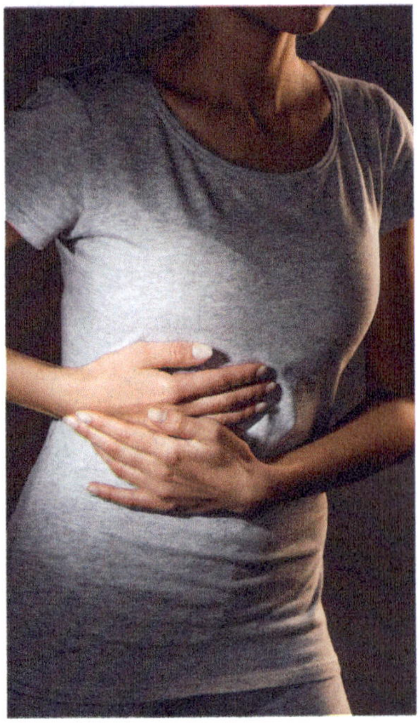

La fatiga, el picor y el dolor o la plenitud en la parte superior derecha del abdomen son signos de que el hígado puede estar afectado. De nuevo, una dieta equilibrada y vitaminas pueden ayudar. Independientemente de que los síntomas sean leves, malos o graves, una dieta sana y específica es esencial para controlar los síntomas de la CU.

Por supuesto, es posible que no tenga ningún problema con el hígado; sin embargo, debe ser consciente de que hay otras cosas que pueden ir mal. En casos muy raros y graves, algunas personas tendrán que someterse a una operación de extirpación parcial del intestino.

Si utilizas este libro de recetas para combatir la CU, tienes el poder de detener estos graves síntomas antes de que se produzcan. Si te has sometido a una intervención quirúrgica o sufres brotes severos, este libro puede ayudarte. Con este libro, puedes diseñar una dieta o seguir nuestro plan de comidas de veintiocho días para calmar tus brotes y darle a tu cuerpo tiempo para sanar.

Te animo a que utilices las listas de alimentos que puedes comer en este libro para crear comidas deliciosas y saludables que sean fáciles para tu intestino.

Como habrás notado, muchos síntomas están interconectados. Como en todo, puedes ser la persona que recibe un puñado de alimentos o el furgón de cola sobrecargado. No importa. Porque este libro está aquí para ayudarle en ambos casos. Y una vez que entiendas tu cuerpo, cómo se siente antes de que las cosas vayan mal, y cómo la comida lo afecta, estarás en una mejor posición.

Recuerda que cuanto mejor comas, mejor estarás. En tu caso, realmente vas a ser lo que comes. Así que come sabiamente. Come de forma saludable. Y seguir los menús descritos en este libro.

¿ME SEGUIRÉ QUERIENDO CUANDO ME DIAGNOSTIQUEN?

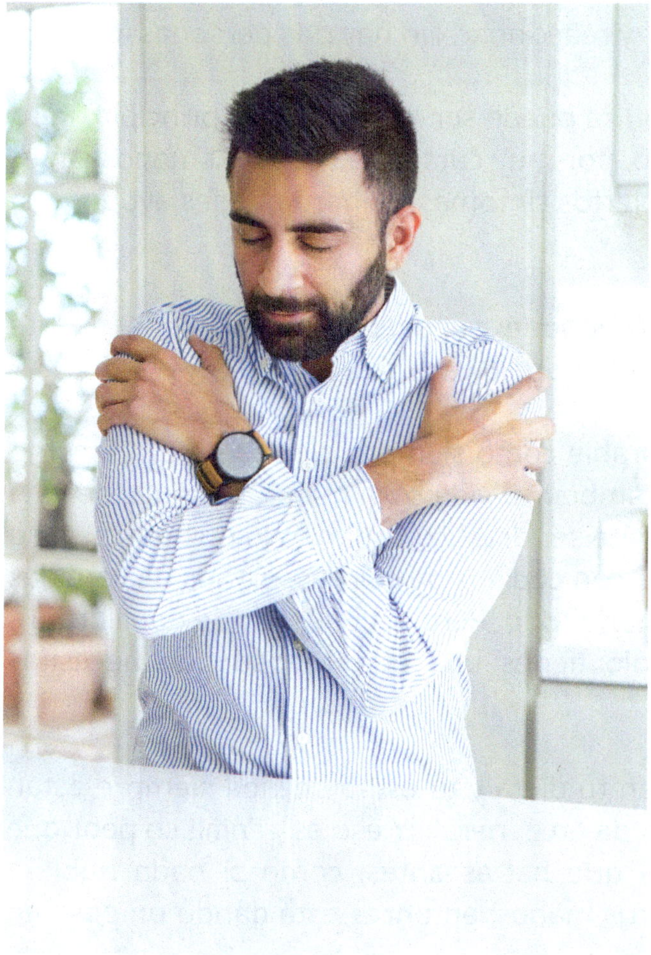

Tal vez estés hojeando estos libros de cocina sobre salud intestinal, SII y dietas bajas en FOMAP por curiosidad. Pero lo más probable es que tu intestino tenga problemas y quieras hacer algo para ayudarlo.

Si es así, esta es una buena manera de arreglarlo, pero al final necesitarás un diagnóstico profesional. O quizás te acaban de diagnosticar. Enhorabuena.

Ahora sabes lo que está mal y estás aquí para arreglarlo, y todo tu cuerpo. Básicamente, su esforzado intestino grueso está inflamado. La mala noticia es que no desaparecerá; la CU es una enfermedad crónica. La buena noticia es que se puede controlar y llevar una vida normal.

Algunas personas con CU siguen erróneamente los consejos que se dan a las personas con la enfermedad de Crohn o el síndrome del intestino irritable. Aunque estas enfermedades están estrechamente relacionadas, la CU sólo afecta al revestimiento del colon. Este libro trata sobre la alimentación saludable e incluye recetas específicamente diseñadas para personas con CU.

Algunas personas se toman su diagnóstico de CU con calma. A otros les apetece hacerse un ovillo y llorar, o ver Netflix y comer lo que les apetezca. Pero la mayoría de la gente se encuentra en algún punto intermedio. Esta gente conoce los hechos. Lo asimilan todo. Se estudian todas las opciones.

Quieren saber qué podrían haber hecho de forma diferente para evitar la UC. Y quieren saber qué deben hacer a continuación. No importa en qué punto de la escala de reacción te encuentres, es perfectamente normal. Eso es lo que hacemos como seres humanos: sentir y reaccionar. No hay dos personas iguales.

El diagnóstico de una enfermedad crónica puede ser abrumador al principio. Pero siempre es bueno mirar el lado bueno, por muy cursi que suene. Al menos sabes por qué has estado experimentando ciertos síntomas, y ahora puedes ayudar a tu cuerpo a sentirse mejor.

No tienes que avergonzarte de ello, aunque pueda parecerlo. Puede que te levantes esperando haber cambiado en el espejo cada día.

Pero recuerda: sigues siendo tan adorable como siempre. Piensa en tu CE como un superpoder. Te da una forma de cambiar tu vida para mejor. Después de este diagnóstico, puede sentir la necesidad de ser drástico con todo lo que entra en su cuerpo. Puedes crear gráficos, tarjetas con códigos de colores, diarios de comidas e incluso hojas de cálculo para gestionarlo todo. Pero al final, todo se equilibra. Te das cuenta de que eres normal. Sólo tienes una enfermedad que necesitas manejar, eso es todo.

Y los cambios que tienes que hacer en tu dieta y tu estilo de vida siempre están pensados para mejorar tu salud y tu vida en general. ¡Y eso es genial! Lo peor que puedes hacer es seguir haciendo lo que hacías antes, como si nada hubiera cambiado. Pero si tiene este libro en tus manos, entonces está dando un paso en la dirección correcta.

Tu diagnóstico no es más que una llamada a cambiar tus hábitos alimenticios y mantener tus síntomas bajos o en remisión. Y este libro de cocina está aquí para ayudarte. Cada paso del camino.

LA SOLUCIÓN SE ENCUENTRA EN TI

Ya tienes el diagnóstico, ¿qué haces ahora? ¿Cuál es la solución? La CU es una enfermedad crónica y la medicina moderna dice que no se puede curar. No es una horrible sentencia de muerte. Ni mucho menos. Y sabes que no eres el único que vive con la UC. Pero al igual que el asma y otras enfermedades crónicas, la padecerás de por vida.

No dejes que esto te desanime. Su CU puede controlarse y volver a entrar en remisión. Ese es su objetivo. Ahí es donde quieres estar. Así que la pregunta es qué hay que hacer para llegar a ese lugar feliz. Hay muchas cosas que puedes hacer para ayudarte a ti mismo y a tu cuerpo a recuperar el orden para que puedas vivir una vida sana y feliz.

Lo más probable es que la medicina moderna sea su punto de partida. Y aunque no sea la panacea para los síntomas de la CU, la necesitará. Es probable que tome medicamentos, o al menos vitaminas o suplementos. Y tendrá que ver a su médico con regularidad.

Pero dependiendo de la gravedad de su enfermedad o brote, probablemente recibirá algo más que vitaminas. Uno de los tratamientos médicos disponibles es la inmunoterapia, cuyo objetivo es reducir la respuesta inflamatoria del sistema inmunitario. Estos medicamentos ayudan a calmar el sistema inmunitario, dando a su cuerpo la oportunidad de curarse.

Muchos medicamentos tardan en hacer efecto, por lo que los esteroides se utilizan a veces como medida provisional. Los esteroides actúan de forma similar a los fármacos de inmunoterapia y pueden tomarse por vía oral o rectal.

Los corticoides suelen recetarse en caso de irritación importante, como sangre en las heces, etc. También ayudan a reducir la inflamación. También ayudan a reducir la inflamación y a calmar las cosas.

Pero hay efectos secundarios comunes, y muchas personas con enfermedades crónicas como el asma se lo dirán. Se sabe que los esteroides provocan "cara de luna" (en la que la cara se vuelve redonda como la luna llena), aumento de peso, insomnio, irritabilidad y acné. Estos son los efectos más leves. El uso de esteroides también está relacionado con la pérdida de densidad ósea.

Los medicamentos de mantenimiento, como la mesalamina, ayudan a controlar la CU y a reducir los síntomas. También hay fármacos biológicos que se utilizan para aliviar los síntomas y sanar desde el interior para evitar más complicaciones.

¿Cómo saber cuál es el mejor? Eso es algo que debéis decidir tú y tu médico, una vez que tengas todos los datos y sepas en qué fase de la CU te encuentras. Los tratamientos farmacológicos están diseñados para inducir la remisión y, con suerte, evitar que la CU reaparezca.

También se suelen recetar vitaminas, así como diversos minerales, como el hierro. Puede ser necesario recetar medicamentos, en lugar de los de venta libre, porque algunos trastornos dificultan la absorción de ciertos nutrientes. Las vitaminas y los minerales también son útiles cuando se tienen carencias y se necesita más de lo que la dieta puede proporcionar.

Además, no dejan de aparecer nuevas terapias y tratamientos, por lo que si algo no funciona, conviene tenerlo en cuenta. Hay tantas terapias diferentes que pueden resultar confusas. Medicina occidental y oriental. Moderno y antiguo. Con o sin drogas. Natural u holístico. Las opciones son muchas.

A algunas personas les gusta combinar las terapias con diferentes formas de ejercicio. Desde los deportes en grupo hasta el yoga, poner el cuerpo en movimiento es una forma estupenda de aliviar los síntomas de la CU. Incluso puedes probar la respiración del yoga. Se dice que la respiración del yoga ayuda a controlar diferentes aspectos de la enfermedad, a la vez que relaja y revitaliza desde dentro hacia fuera. El oxígeno es importante para todas las células del cuerpo; la forma en que practiques la respiración, aunque sólo sean cinco minutos al día, mejorará tu salud en general.

Algo tan sencillo como esto es gratis, fácil y el complemento perfecto para su estilo de vida holístico y su enfoque de la salud. Las medicinas y prácticas orientales incluyen varias cosas como cócteles de hierbas y tés con especias que tienen maravillosas propiedades para la salud. La medicina ayurvédica es una de las formas populares de tratamiento que la gente utiliza. Es una de las formas más antiguas de la práctica médica, basada en un enfoque holístico... pero con estrictas opciones dietéticas. Este libro de cocina, sin embargo, no es una forma de tratamiento. Es una forma de vida.

Con un menú especialmente diseñado para ti y yu salud, este libro te devolverá el equilibrio. Queremos que puedas curarte desde dentro hacia fuera; aunque te sientas bien y creas que no necesitas una dieta diseñada para curarte, puede que las cosas no estén perfectas por dentro.

Por lo tanto, tu dieta y tus planes de alimentación específicos para la CU son esenciales. Por supuesto, incluso la mejor dieta y los medicamentos no siempre significan que la vida sea recta y fácil. Incluso con los mejores tratamientos y dietas, pueden producirse reagudizaciones. En este caso, no te preocupes. Lo tenemos cubierto.

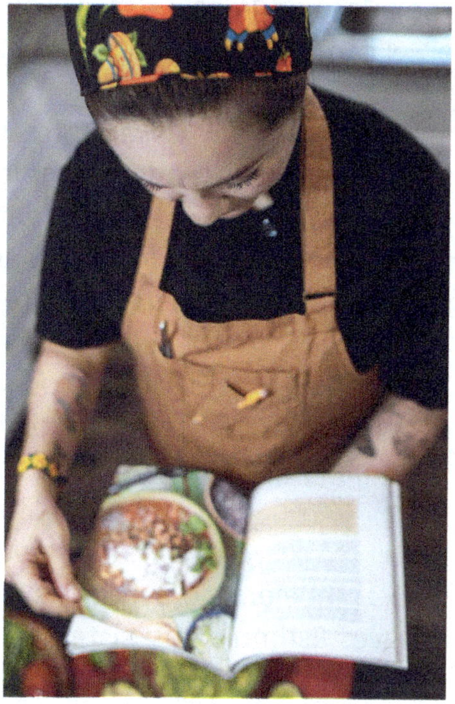

Este libro de recetas te ayudará a tratar estos temas y a asegurarte de que recibes los nutrientes suficientes para aliviar tu estómago y reducir y eliminar los síntomas de los brotes lo antes posible.

Tanto si utiliza este libro como única guía dietética o como guía básica para crear tus propias recetas (¡atrévete a cocinar, es divertido!) con nuestros alimentos aprobados por la CU, estarás en el camino hacia una vida mejor, más sana y más feliz.

Decidas lo que decidas, en este libro encontrarás los planes de comidas para veintiocho días, los tentempiés y todo lo que puedas necesitar para tu CU.

¿CÓMO PUEDO GESTIONARLO? PERMÍTANME CONTAR LOS CAMINOS

Así que ahí tienes. Ya sabes lo que pasa. Has lidiado con lo que sientes y te sigues respetando a la mañana siguiente. ¿Qué hacer ahora? Habrás discutido con tu médico la mejor forma de tratamiento para ti, incluyendo la medicación o las medidas a tomar.

Como siempre, recuerda que hay segundas y terceras (e incluso cuartas) opiniones disponibles si cree que las necesita. A veces se trata de encontrar la solución adecuada para ti, tanto con el médico como con tus tratamientos médicos.

Hay que tomar medidas importantes que van de la mano de tu nueva dieta. Ha superado el primer obstáculo, que es su tratamiento médico. El segundo obstáculo es todo lo demás.

Y eso incluye cambios en el estilo de vida. Parece más fácil de leer que de hacer, ¿no? Pero no lo es. Es fácil. Todo lo que se necesita es determinación para seguir en el camino hacia una vida mejor.

Medicinas alternativas: Entre ellas se encuentran los tratamientos orientales y naturales, así como los complementos alimenticios. La lista de posibilidades es larga, demasiado larga para detallarla aquí, pero basta con decir que si esto es lo tuyo, investiga a fondo. Hay muchos profesionales reconocidos y respetados de la medicina oriental, natural y alternativa entre los que elegir.

Y no hay que olvidar que muchas personas utilizan los suplementos y las mezclas de hierbas que estos profesionales mezclan para complementar sus otros tratamientos y su dieta. Todo forma parte del enfoque holístico.

Poner el cuerpo en movimiento: Sí, sí, lo hemos dicho antes y lo volveremos a decir... ¡el ejercicio ayuda! Es un cambio de vida. El ejercicio aporta oxígeno a la sangre. Estimula tus sistemas para que se pongan en movimiento, lo que en última instancia ayuda a tu cuerpo a eliminar las toxinas. Y también te ayuda a mejorar la salud de tu corazón.

¿Qué tipo de ejercicio? Lo que te gusta. Quizá te guste bailar cuando nadie te mira. En ese caso, sube la música y baila mientras limpias la casa. O mueve las caderas y los pies mientras preparas uno de los deliciosos platos de este libro.

El New York City Ballet también tiene una serie completa de vídeos de entrenamiento en YouTube.

Si prefiere algo más contemplativo, elástico, flexible o que reúna el cuerpo y la mente, ¿por qué no tomar una clase de stretching, pilates, yoga o tai chi?

Si crees que no estás preparado para una clase completa, Internet está lleno de vídeos, libros y manuales para ayudarte a hacerlo en casa. En YouTube hay muchos vídeos para principiantes o para aquellos que necesitan una actividad corta y divertida para empezar.

Los cursos son una excelente fuente de motivación. Hay todo tipo de clases, desde algo más lento hasta Zumba o spinning. Tu gimnasio local tiene muchas clases. ¿No hay gimnasio? No hay problema. Busca un vídeo en Internet y hazlo. Incluso puedes ir a lo retro con clases de step o aeróbic en línea.

Tal vez seas del tipo solitario. Hay muchas opciones para hacer ejercicio en solitario. La ventaja es que puedes entrenar a tu propio ritmo. Si te gusta correr, tienes la cinta de correr. También puedes salir a correr o hacer footing al aire libre.

Algunas personas no quieren clases ni vídeos. En lugar de movimientos regimentados, quieren algo más libre. Como los deportes de equipo. Hay de todos los niveles, desde dar patadas a un balón con tu hijo o con tus amigos.

O partidos de baloncesto en el parque. Si te apetece, ¿por qué no te apuntas a una liga amateur de béisbol, softball, baloncesto o fútbol sala? La lista es interminable.

Si te gusta montar en bicicleta, ¿a qué esperas? Sácalo y ponte a ello. Ya sabes lo que dicen: nunca se olvida.

Ir de paseo, ir al trabajo o ir de picnic con los amigos. Tienes muchas opciones aquí. Pero no hace falta ser superactivo y sudar un poco la gota gorda para obtener los beneficios del ejercicio.

Sólo hay que poner el cuerpo en movimiento, hacer que la sangre fluya y llevar aire fresco a los pulmones. Es estupendo tomarse tiempo para uno mismo, aunque sea caminando a la tienda en lugar de coger el coche la próxima vez.

Esto nos lleva a caminar, una de las formas de ejercicio más infravaloradas. Si correr es duro para las articulaciones, caminar no lo es. Y como todas estas actividades, puedes hacerlas a tu ritmo y en tu tiempo libre. Un paseo a paso ligero le ayudará. O un largo paseo.

Cualquier cosa que ponga en movimiento tus extremidades y tu sangre. Lento o rápido, corto o largo, simplemente sal a caminar. Te ayuda a calmarte, a eliminar toxinas, a ponerte en forma y a facilitar la digestión.

Esto se aplica a todos los ejercicios. No tienes que ir a por todas. O ser largo. Siempre que tengas un objetivo, sea cual sea el que elijas. Y lo mejor es que no tienes que elegir una actividad y seguir con ella. Varíalo.

Ejercicio para la salud. Incluso cinco minutos al día suponen una gran diferencia y, a partir de ahí, será fácil pasar a períodos más largos.

El estilo de vida de las personas que no son ricas ni famosas: De acuerdo, tal vez tú lo seas. La cuestión es que hay que gestionar y cambiar su estilo de vida. Si este pensamiento le hace sentirse pesimista, no se preocupe. No es tan malo. Claro que a veces son grandes cambios, pero la mayoría de las veces son ajustes.

Piensa en ello como una puesta a punto de tu vida después de haber estado desafinada durante un tiempo. Quieres volver a escuchar esa hermosa melodía. Todos somos una serie de hábitos malos o desgastados. Incluso cuando estamos viviendo lo mejor posible, a veces necesitamos una puesta a punto. Y a medida que envejecemos, nuestro cuerpo y nuestras tolerancias también cambian.

Algunas cosas son para siempre. Como los cigarrillos y el alcohol. Fumar y beber licores no ayudará a tu CU, así que busca formas de dejar de hacerlo. Hay todo tipo de tratamientos para ayudarte a dejar de fumar. Recuerda que fumar es malo para tu CU y tu circulación.

La CU puede colocarte en grupos de alto riesgo de cáncer, por lo que es bueno evitar las cosas que también pueden provocarlo. Estamos trabajando para eliminar las toxinas de su cuerpo. Y este es un punto importante. ¿Le gusta tomar una copa en casa después del trabajo? Mucha gente lo hace. Es un buen ritual para relajarse.

Por desgracia, el alcohol no es su amigo. Pero tu ritual de relajación no tiene por qué ir acompañado de alcohol. En su lugar, sea creativo. Piensa en qué más puedes hacer. Toma un batido o un zumo que sea saludable y bueno para tu cuerpo. Toma una taza de té relajante. Vea un episodio de su nuevo programa favorito. Juega a los videojuegos. Encuentra tu propia manera de relajarte y desconectar cuando llegues a casa.

Lo mismo ocurre con las salidas al bar. Es bueno salir con tus amigos o quedar después del trabajo. Y deberías hacerlo. Somos animales sociales y es muy importante conectar con los demás. ¿Pero el alcohol? No tanto. Le sugerimos que beba algo que no sea alcohol en estas salidas.

Nada de bebidas gaseosas o azucaradas, sólo empeorarán las cosas. Especialmente si tomas regularmente bebidas azucaradas. Intenta limitarte al agua en estas salidas.

Salir a comer fuera también puede ser complicado al principio, hasta que te acostumbras. Pero no desesperes y no pases hambre. Siempre habrá algo en el menú que puedas comer o cambiar.

También puedes intentar comer algo pequeño antes de salir, y darte un capricho que te haga sentir bien después. Así, si lo único que puedes comer es pequeño, estarás bien. Y, lo que es más importante, si comes algo antes, no te sentirás tentado por esa deliciosa hamburguesa de dos kilos con todos los ingredientes y una carretilla de patatas fritas. Sé creativo en las formas de vivir tu vida sin demasiados trastornos. Prueba cosas nuevas. Únete a un grupo. Redescubre una afición que te gustaba y conoce a personas afines.

Dentro de ti mismo: Algunas personas juran tratar su interior a través de la meditación, el Tai Chi, el yoga, etc. para ayudarles a llegar a un lugar mejor y sanar a nivel espiritual. Creen que esto también ayuda a sanar su cuerpo físico. Todo esto puede ser demasiado para ti.

Así que intenta pensar en positivo. Tómate tiempo para felicitarte cada día. El pensamiento positivo es un arte, y hay mucha conciencia de sí mismo. Pero una vez que lo superes, descubrirás que tu charla de ánimo matutina hace maravillas por ti.

La terapia y los grupos de apoyo son un enfoque más tradicional. Funcionan porque son zonas sin prejuicios. Con la terapia, puedes ir por cualquier motivo, y los grupos de apoyo son estupendos cuando necesitas hablar libremente y recibir el apoyo de personas que están en el mismo barco que tú.

Si nada de esto le atrae, los largos paseos meditativos son una forma estupenda de relajarse y respirar aire fresco. También te dan la oportunidad de hacer algo de ejercicio. Y hace lo que se supone que tiene que hacer: alinear la mente y la salud de todo tu ser. Elijas lo que elijas, no hay nada malo en probarlo, y puede beneficiarte a largo plazo.

Estás completo: el enfoque holístico es muy importante. Te permite tratar todo tu ser, por dentro y por fuera, y lo que comes forma parte de ello. Pero con un enfoque holístico, tu sigues las órdenes de su médico y tomas suplementos que han sido aprobados para impulsar tu sistema y fortalecerlo, en lugar de limitarse a tratar lo que está mal.

Básicamente, el enfoque holístico consiste en tomar todo lo anterior y aplicarlo a su vida y a su UC, de modo que no sólo está tratando la causa y la enfermedad, sino también su mente. Más allá de eso, el enfoque holístico tiene como objetivo no sólo mantener sino promover la salud en general y estimular su cuerpo desde todos los ángulos para mantenerlo en óptimas condiciones y mantener su CU a raya y curada en la medida de lo posible.

El desestresamiento, la meditación, el ejercicio y el bienestar mental forman parte de la medicina holística. Tómate tu tiempo libre y disfrútalo. Al fin y al cabo, es por una buena causa: tu salud. Esto nos lleva al tema de este libro.

Dieta: Ya hemos tratado parte de este tema y lo volveremos a hacer. Pero sin duda merece la pena destacarlo. Lo que pones en tu cuerpo es muy importante para ayudarte a manejar tu CU y vivir una vida sin dolor y sin brotes.

En pocas palabras, es la culminación del enfoque holístico, el eje que mantiene todo unido. Lo que comes, la calidad de lo que comes, cuándo lo comes y qué combinaciones tendrán un gran impacto en ti y en tu vida con la CU. Recuerda que lo que funciona para ti puede no funcionar para otros. Pero algunas cosas son para siempre. No son buenos.

Las bebidas como el alcohol, la cafeína y los refrescos azucarados nunca serán los mejores amigos de la UC. No tiene que gustarte, pero es un hecho. Renunciar a ellos no es muy importante en el gran esquema de las cosas, cuando se trata de vivir una vida sana y sin dolor, ¿verdad?

Las dietas ricas en carbohidratos, grasas y azúcares tampoco son compañeras de viaje para ti ni para tu CU. Puede que le guste que su filete esté bañado en mantequilla, pero pruebe una deliciosa salsa sin mantequilla para ocasiones muy especiales. La pasta es deliciosa y cuando se te antoje un espagueti boloñés casero, puedes probar una pasta alternativa. Hay muchas pastas bajas en carbohidratos en los estantes. También hay cosas como los fideos de algas. También se pueden comer sobre judías de mantequilla o verduras. Prueba con lentejas o cebada. Las posibilidades son infinitas.

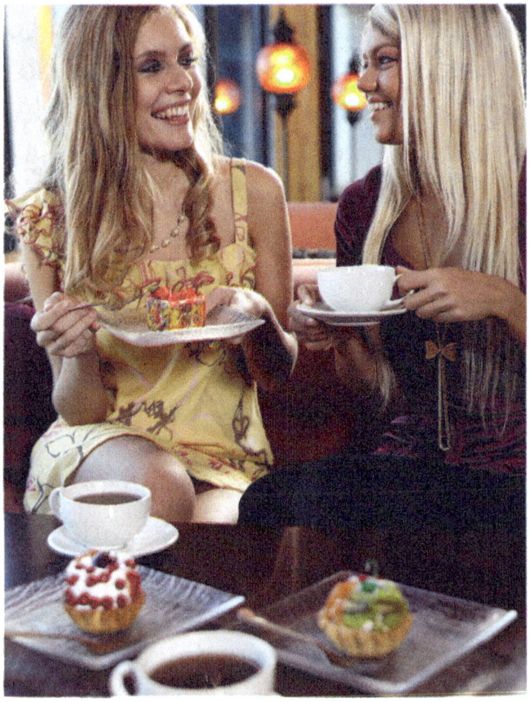

¿Te gustan los postres? Hoy en día hay muchas panaderías que ofrecen opciones sin azúcar, bajas en carbohidratos y bajas en grasas. Y también hay muchas recetas. Sólo tienes que buscarlos en este libro. Lo mismo ocurre con los menús bajos en carbohidratos y en grasas. Una vez que te subas a la bicicleta de los bajos carbohidratos, las grasas y los azúcares, nunca mirarás atrás.

Cada persona es diferente, y si su lista menciona los alimentos que se sabe que desencadenan la AE, puede descubrir que también tiene su propio subconjunto de otros alimentos que agravan su sistema. Asegúrate de llevar una lista de estos alimentos y evitarlos.
También hay cosas que son buenas y malas para ti... dependiendo del estado de tu CU. Por ejemplo, la fibra puede ser buena... excepto cuando no lo es. ¿Qué significa eso?

Básicamente, una dieta rica en fibra ayuda a mantener la regularidad y facilita la evacuación de las heces. Excepto cuando tienes un brote. En ese caso, la fibra puede dificultar las cosas y es posible que desees haberla comido. La fibra es tu amiga de siempre.

Es estupendo tenerlo a mano cuando te sientes bien y tu CU se comporta bien y está en remisión, pero no debería estar a la vista cuando tu CU se comporta mal.
Y luego están los superalimentos.

Los superalimentos se recomiendan para la CU y son una parte importante de su dieta. Asegúrese de familiarizarse con los aceites omega-3 y el pescado. Se cree que los omega-3 ayudan a reforzar el sistema inmunitario y a reducir la inflamación. Estos son beneficiosos para alguien con CU.

Las verduras son su propia fuente de nutrientes. Las verduras crucíferas, como la col rizada, la col y el brócoli, contienen muchos nutrientes necesarios para los enfermos de CU. Sin embargo, estas verduras pueden ser difíciles de digerir y contienen componentes que no se descomponen. Si le ocurre esto, intente hacer zumos en su lugar.

Puede extraer las verduras en su estado crudo y añadirlas a los batidos o a las mezclas de zumo aprobadas. Por ejemplo, el zumo de col es fantástico para ti y para tu UC, pero si no te gusta su sabor, puedes añadirlo al final de varias sopas, guisos y salsas. Las posibilidades son infinitas y no se detienen en la última página de este libro.

La clave es elegir alimentos de alto valor nutricional, bajos en fibra y fáciles de digerir, especialmente durante un brote. El boniato es un superalimento con mayúsculas. Si no le gusta, puede picarla finamente y echarla en sopas, guisos, salsas y purés de inmediato.

Aportará riqueza a tus platos sin necesidad de añadir cremas y mantequillas, y se mezclará con otros sabores sin que te des cuenta de que lo estás comiendo. ¡Y es tan, tan bueno para ti! También puedes probar con espárragos, calabacines y calabazas, que están llenos de nutrientes y son fáciles de digerir.

Se sabe que los alimentos fermentados que contienen probióticos, como el chucrut, el kéfir, el kimchi y la kombucha, son buenos para el intestino, especialmente si se padece CU, y pueden ayudar a regular el sistema inmunitario.

Puedes experimentar con ellos en la cocina (chucrut y kimchi), y el kéfir y la kombucha son bebidas deliciosas que puedes tomar en lugar de bebidas azucaradas, cafeína y alcohol.

El jengibre, la cúrcuma y otras especias con conocidos beneficios para la salud también pueden estimular tu organismo. El jengibre puede ayudar a aliviar las articulaciones doloridas y los dolores de estómago.

La cúrcuma es conocida por sus propiedades antiinflamatorias, anticancerígenas y muchas otras cosas bonitas que van de la mano del jengibre. Prueba un pollo con jengibre y cúrcuma en leche de coco con superalimentos crucíferos y arroz. O un té de jengibre y cúrcuma. Las posibilidades son infinitas y encontrará algunas de ellas en las recetas de este libro.

La mayoría de las personas con CU tienen síntomas leves. Y con una dieta adecuada y un estilo de vida saludable, los síntomas a menudo pueden desaparecer durante años, que es el objetivo de este libro.

Pero el objetivo es más ambicioso que eso. El objetivo es conseguir que lleves una vida sana, en la que te sientas bien y curado, incluso cuando tus síntomas sean graves o muy severos. La curación a través de la dieta es una de las mejores opciones que tenemos. Y lo más importante, es natural. ¡Y tienes que comer, de todos modos!

Independientemente de la gravedad de tus síntomas y de si tiene brotes ocasionales o constantes, este libro sólo tiene un objetivo: queremos que estés en periodo de remitir. Y punto.

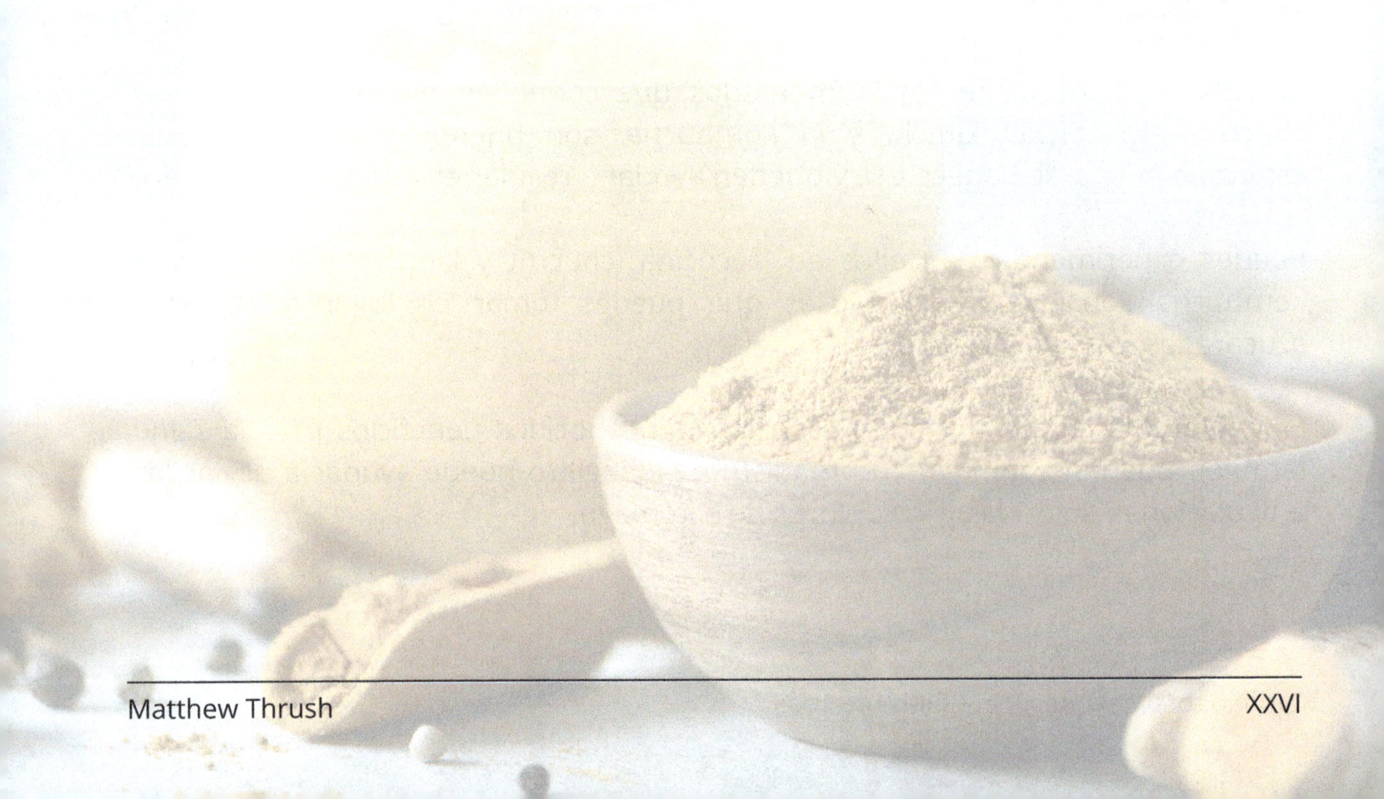

DIGESTIÓN, COLITIS ULCERATIVA Y TÚ

No hay duda de los vínculos entre la CU y la digestión. La CU afecta a la digestión, y la digestión, a su vez, afecta a la CU. Y eres tú quien tiene que lidiar con las consecuencias.

La digestión es complicada. Está lleno de flora, fauna y hadas. Bueno, todo es flora, y del tipo bacteriano. Y su flora debe mantenerse en óptimas condiciones. Quieres mantener las bacterias buenas, no las malas.

En este libro encontrará los alimentos adecuados para ayudar a equilibrar su digestión y mantener a raya su CU. Y si sigues los menús y consejos, le darás la vuelta a cualquier mala flora y digestión.

La digestión no se limita a la barriga, sino que es todo el proceso de descomposición del combustible que inyectas y das a todo tu cuerpo. Contigo y tu CU, algunas de estas cosas, que están perfectamente bien en circunstancias normales, dañarán o agravarán su cuerpo, por lo que queremos evitar estos alimentos.

La CU no es algo que te hayas hecho a ti mismo. Pero es algo que se puede tratar de ayudar y curar. La inflamación provocada por tus reacciones inmunitarias anormales puede causar úlceras (¡está en el nombre!) que son dolorosas. Esta inflamación y ulceración provoca sangre y pus.

Estas cosas hacen que no quieras ir al baño. Incluso si tienes que hacerlo, a veces de forma urgente. Y tratar de no ir sólo lo hace peor. A veces puede parecer un ciclo insoportable e interminable.

Si sales y comes de todo, empeorarás tu estado y síntomas de CU. Especialmente durante un brote. Piensa en los momentos en los que has estado enfermo. Probablemente no tenías ganas de una hamburguesa en ese momento. La comodidad, más bien, es el nombre del juego. Y aquí pasa lo mismo.

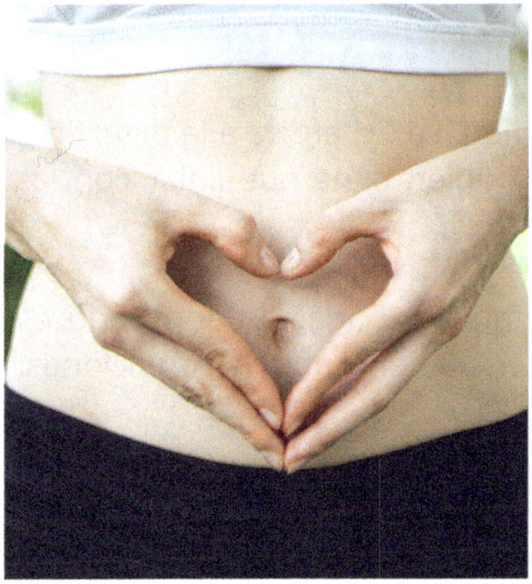

Tu sistema digestivo es complejo y es un delicado acto de equilibrio. Cuando estás en medio de un brote, necesitas calmar las cosas. Para calmarse. Las historias relajantes no servirán en este caso. Pero los alimentos adecuados sí. Ahí es donde entra en juego tu dieta.

Este libro es un buen punto de partida. Come pequeñas cantidades y con frecuencia. Bebe pequeñas cantidades de agua. También son buenas las bebidas electrolíticas caseras y los zumos especiales.

Es de suma importancia calmar todo cuando las cosas están en alerta y dejar que su cuerpo sane. ¿Y cuando las cosas no están en alerta? Tu digestión es siempre un delicado acto de equilibrio. Y hay que ser amable con él. Tus intestinos te lo agradecerán.

En este libro, encontrarás todas las herramientas que necesitas para ayudarte a dominar este acto de equilibrio. Encontrarás los alimentos que calman tu cuerpo, favorecen la curación y te mantienen sano durante más tiempo. Esto es lo que pasa contigo...

Tú eres único. No hay nadie como tú. Tus necesidades son únicas para ti. Los desencadenantes alimentarios también son tuyos. Hay que tomar lo malo con lo bueno. Pero podrás manejarlo todo siguiendo los planes y las comidas de este libro. ¿Y si algo que comes desencadena tu CU? Elimínelo de su dieta. Cada persona es diferente. A veces, una combinación de alimentos que ayuda a una persona con CU puede causar molestias o brotes en otra.

Cuando encuentres un alimento o ingrediente que te cause problemas, deséchalo. Se puede sustituir fácilmente en las recetas por otra cosa o algo similar. O incluso omitir las cosas que te afectan negativamente. Al principio te costará aprender, pero te sentirás mucho mejor, más sano y más feliz.

LOS PRIMORDIALES RICOS EN NUTRIENTES Y TÚ

Tu cuerpo necesita combustible. No cualquier combustible. Estamos hablando de un combustible de alta calidad y rico en nutrientes. Como la CU afecta a la absorción de nutrientes, es necesario aumentar el contenido y asegurarse de que lo que entra en el cuerpo es fácilmente digerible, calmante y curativo para los intestinos. Tu cuerpo con CU necesita una atención especial y más cuidados de los habituales.

Muchas personas con CU, debido a la mala absorción, acaban sufriendo desnutrición. Esto lleva a todo tipo de complicaciones que se quieren evitar. Por eso también es necesaria una dieta alta en calorías. Te permite llenarte de energía, y con la ayuda de este libro, será la energía adecuada.

A veces la CU será sentida como una batalla. No vayas a la batalla con un chaleco de cuerda y sin zapatos. Consigue tu armadura en forma de combustible y muchos nutrientes. Las úlceras de la CU interfieren en la absorción de los nutrientes que el organismo necesita, lo que también puede provocar una carencia de hierro. La inflamación durante los brotes también dificulta las cosas. Y por eso puedes acabar desnutrido. No sólo porque su enfermedad le hace infeliz y no le da ganas de comer, sino también porque la inflamación dificulta la absorción. Así matas dos pájaros de un tiro.

Haz todo lo que puedas para convertirte en una fuente de nutrición. Con la CU, pueden faltar electrolitos, calcio, magnesio y zinc. Y debido a la diarrea, muchas vitaminas hidrosolubles, como la B-1, pueden ser difíciles de absorber porque se eliminan continuamente. Esto no es una luz verde para comprar todas las bebidas electrolíticas comerciales... están llenas de azúcar añadido. Prueba a beber agua de coco en su lugar, o prepara tu propia bebida electrolítica con agua, zumo de limón fresco, miel cruda y sal rosa del Himalaya.

Todos ellos están llenos de vitaminas y minerales; se dice que la miel cruda tiene propiedades curativas. Todo lo que tienes que hacer es mezclar y beber. Por supuesto, durante un brote fuerte, puede optar por Pedialyte® para evitar los cítricos. Pero es esencial devolver estas vitaminas, minerales y electrolitos a su cuerpo.

Y tomar una bebida que la contenga puede ayudar y aliviar. A veces se necesita una solución médica para resolver un problema rápidamente. Por supuesto, estamos en esto a largo plazo. Tenemos que asegurarnos de que el rico primordial que es, lo es rico en el sentido correcto. Y no estamos hablando de un patrimonio neto en efectivo. Tu dieta y lo que introduces en tu cuerpo de forma rica en nutrientes es lo mejor que puedes hacer para curarte.

Cuando se está sano, aún es necesario reforzar el sistema. En este libro encontrará una serie de aperitivos, comidas, desayunos y bebidas. Y no olvides que puedes hacer zumos de verduras y frutas que contengan fibra difícil de digerir.

También puedes mejorar tu comida añadiendo sabores ricos en nutrientes. Las hierbas, como el perejil, o las especias, como el jengibre y la cúrcuma, pueden añadirse a una comida, un batido o un zumo.

La vitamina C es uno de los mejores amigos de su arsenal nutricional. Favorece la curación y es bueno para la salud. Además, está en tantas cosas que puedes simplemente seguir las recetas y los planes de comidas de este libro y obtener tu vitamina C sin tener que pensar en ello.

Y tu superalimento, el boniato, está ahí para ti, siempre. Es barato y delicioso. Un puré, o una mezcla de diferentes verduras en puré (patata, boniato y/o calabaza), es una gran manera de comer este superalimento. Prueba a añadirle todo tipo de superalimentos. Acompáñalo con verduras al vapor y proteínas magras, como pollo o pescado, para obtener una comida deliciosa cuando estés de viaje o necesites una comida fácil.

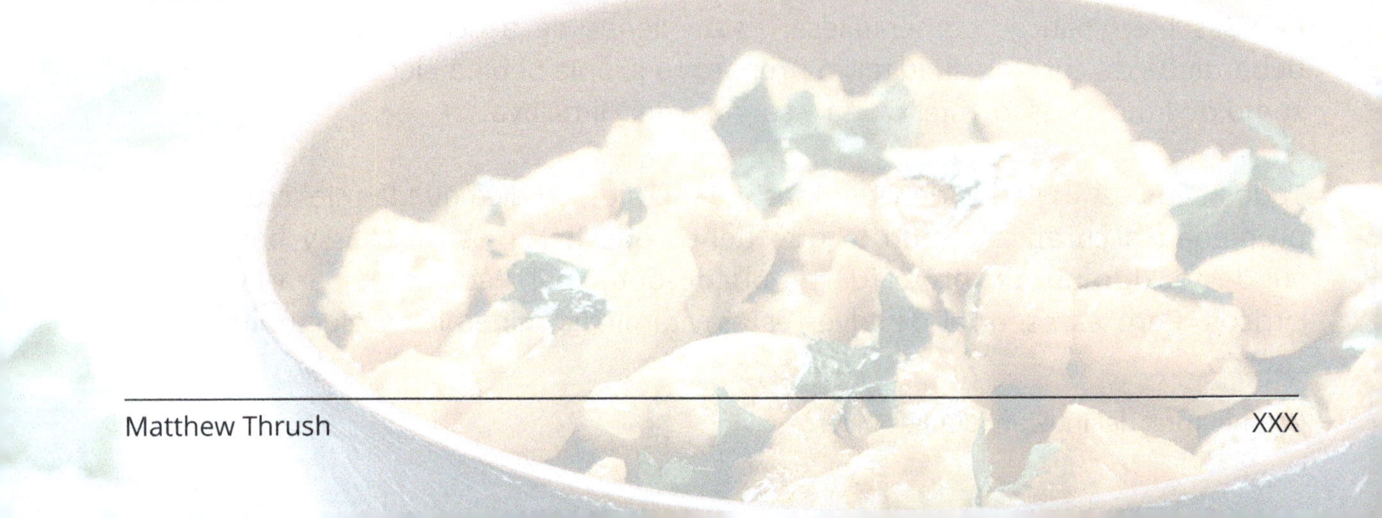

NO ERES DE PIEDRA

Tienes una enfermedad crónica. Ya has hecho cambios. Con las vitaminas, los medicamentos y la restricción y eliminación de ciertos alimentos de su dieta, puede preguntarse... ¿no es suficiente? Pero no eres una *entidad* que vive en una burbuja. Tu vida está entrelazada con la de los demás.

Tener una dieta y un plan de menú totalmente nuevos puede funcionar para un ermitaño, pero no para ti. El cambio es difícil. No porque te falte empuje o disciplina, pero la vida hace que el cambio sea difícil. Y en este caso no sólo piensas en ti, sobre todo si tienes familia.

Así que, sí. El cambio es difícil. Toma la vida con los niños. Crecen y pasan por fases. Y algunos niños nacen siendo quisquillosos con la comida. Gestionar tu dieta junto con la de ellos puede hacer que desees vivir bajo una roca. Especialmente cuando tienes niños que sólo comen alimentos blancos en forma de triángulo. O alimentos amarillos. O dulces. O que sólo comen patatas cada dos viernes. Los niños mantienen las cosas frescas.

Pero es posible. Puede que estés intentando vivir con un presupuesto. Puede parecer que revisar la dieta significa gastar una pequeña fortuna en ingredientes especiales y difíciles de encontrar. Pero ese no es el caso de este.

Está repleto de ingredientes cotidianos que quizá ya tengas a mano. Y como lo que entra en tu cuerpo es de suma importancia, puedes mantenerte dentro de tu presupuesto. Las recetas de este libro están diseñadas para que sean deliciosas y le aporten todos los nutrientes que necesita para curarse desde dentro. No estamos aquí para romper los presupuestos.

Por supuesto, tener en cuenta a su cónyuge o pareja puede ser tan estresante como los niños. Algunos comen como si tuvieran tres años. O tienen sus propias restricciones. Con los primeros, puedes incorporar fácilmente alimentos a su dieta sin que lo sepan; utiliza un robot de cocina para picar cosas muy finas y "esconderlas".

Con el segundo, se sorprenderá de la cantidad de comida que pueden ingerir los dos y podrá continuar. Tal vez puedas omitir un ingrediente antes de añadirlo y dividir el plato para que uno de vosotros pueda añadirlo más tarde.

O, si no puedes comer verduras de hoja, puedes añadir el ingrediente como guarnición. Las posibilidades son infinitas. Por supuesto, puede que no sea ninguna de estas cosas. Puede ser simplemente que con todo lo que está sucediendo de repente en tu vida, este cambio en particular te esté llevando al límite. Puede parecer que añadir más cambios es demasiado. Ciertamente, puede ser abrumador.

Pero no tiene por qué serlo. Después de todo, tu tienes este libro en tus manos. Sabes que quieres hacer algo, para sentirte mejor. Y no tienes que ser fuerte como una roca para hacer los cambios necesarios en tu dieta.

¿Cómo? ¿se pregunta? *No tengo tiempo para tener un menú diferente al de los demás, dirás, o no quiero hacer o que alguien haga cinco cosas diferentes cada noche.*

Es muy sencillo. No tienes que hacerlo. Las recetas de este libro son fácilmente modificables. A veces es tan sencillo como comprar menos filete y un trozo de pescado para ti. O eliminar gradualmente las proteínas rojas con alto contenido en grasa hasta que se conviertan en un placer y no en un alimento básico.

Todos necesitamos una dieta más saludable y este es un gran lugar para comenzar ese viaje. Si ya está en este camino, puede que tenga que tomar una ruta ligeramente diferente. Son muchas las excusas que surgen para que la gente cambie su dieta. Pero lo bueno es que tu familia puede acompañarte. Las comidas son todas deliciosas y variadas.

El cambio no significa que haya que eliminar y sustituir alimentos. Y no significa que tengas que cocinar durante tres horas más de lo previsto. Puede significar cocinar algo junto al plato, o si a alguien le gusta algo que no puede tomar, añadirlo al suyo. Puede ser tan sencillo como compartir el plato en la cocina mientras se cocina.

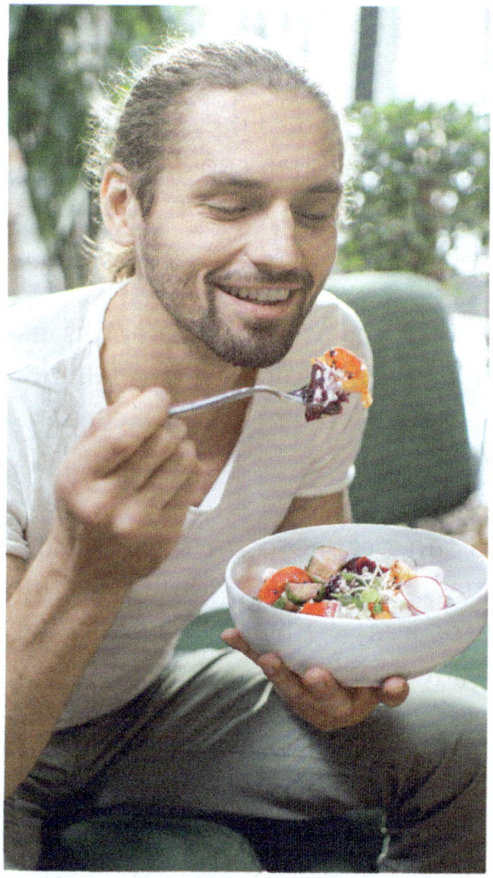

El objetivo principal es conseguir que tú comas correctamente. Comer los alimentos y la dieta que te curan internamente y te hacen sentir mejor y más saludable y por fin tener la energía que puede haber estado faltando debido a la desnutrición o la falta de vitaminas. Y no tienes que hacerlo solo.

Tu familia y tus amigos pueden acompañarte. Es posible que, cuando se le diagnostique, tenga la tendencia a ser más estricto consigo mismo de lo necesario. Pero el tiempo te ayudará a encontrar el equilibrio.

Con el tiempo, llegará a una lista de alimentos que debe evitar, aquellos que puede comer en determinadas ocasiones. Y seguramente encontrarás los alimentos que desencadenan tus síntomas de CU. Estos, aunque estén en el libro, pueden y deben ser evitados. Cada persona es diferente.

La CE no siempre es la causa de las reacciones alimentarias. Algunas personas son alérgicas a ciertos alimentos. Otros no soportan la cebolla y el ajo y tienen un estómago muy sensible. Y algunas personas son intolerantes a la lactosa o sufren de reflujo ácido crónico (GERD). Todas estas cosas entrarán en juego para ti si tienes alguna de ellas. Se trata de ajustar y calibrar tu dieta.

Además, no desesperes por no comer nunca pizza, hamburguesas o patatas fritas. Hay muchos trucos que puedes utilizar en función de tus necesidades. A diferencia de Paul Simon y Art G en un día de indulgencia, no eres una roca ni una isla y no tienes que enfrentarte a la vida solo con la UC. Tienes, entre otros, este libro para ser tu compañero constante.

LOS BROTES NO SON LA ÚLTIMA TENDENCIA DE LA MODA

Has hecho todo al pie de la letra. Tomaste tu medicina, tus vitaminas, tus hierbas. Moviste el culo como si nadie te viera y no te importara. Te has ceñido a tu plan de comidas. Todo está muy bien. Las cosas se ven bien. Hace tiempo que no te sientes mal. Y entonces ocurre esto. Esto. El temido momento.

Sí, has adivinado bien. Hay prisa. Lo primero que hacen muchas personas es culparse a sí mismas. Intentan averiguar qué han hecho mal o cómo han fallado. O cómo ha fallado su tratamiento o su dieta. Pero eso es sólo tu cerebro buscando una explicación cuando a veces no la hay.

Tienes mala suerte. Ahora eres "propietario" no tan orgulloso de un doloroso brote. Eso no significa que tu dieta y tu nuevo estilo de vida no estén funcionando. En absoluto. A veces simplemente ocurre. Y a veces es el propio cuerpo el que se purga. Lo ideal es no encontrarse en esta situación. Y anticiparse si ocurre. Lo que hay que hacer es estar preparado. Saber qué hacer cuando se produce un brote. Y, por supuesto, qué comer.

De hecho, cuando tienes un brote, estás inflamado y tienes que ser muy amable con tu intestino. Y sé amable contigo mismo, mentalmente. Busca actividades que te hagan feliz; intenta no estresarte, porque sabemos que el estrés empeora las cosas. Pero, por supuesto, la vida no es así. A menudo es en medio de un brote cuando las personas con CU buscan un libro como éste para que les ayude. Si este es tu caso, no pasa nada: te tenemos cubierto durante este brote y más allá, hasta la remisión.

Si estás preparado y buscas un plan de dieta con el añadido de encontrar alimentos reconfortantes que no interfieran con tu CU, también has llegado al lugar adecuado. Así que tienes un brote. ¿Qué haces?

Come lo que puedas tolerar. Esto es sencillo, pero puede ser difícil de entender cuando tu cerebro te empuja en una dirección y tu instinto en otra. Y probablemente te sientas abrumado por el dolor y el malestar. Pero come lo que puedas tolerar.

Come lo que calme tu estómago y tus intestinos. Y asegúrate de que lo que comes tiene muchas calorías. Es decir, lo que comes está lleno de todos los nutrientes que necesitas para iniciar y acelerar el proceso de curación.

Puede que tu estómago no tenga ganas de comer. Pero trata de comer. A muchas personas les resulta conveniente partir las comidas en trozos muy pequeños, incluso más pequeños de lo habitual. Cómelos durante el día, aunque sean unos pocos bocados aquí y allá. De este modo, estarás cuidando tu intestino y tu necesidad de nutrientes.

Un paquete de patatas fritas no es la respuesta. Pero tú lo sabes. Lo que quieres es comida suave y reconfortante. Cosas que puedes tolerar y que te atraen, como cuando tienes un virus estomacal o te sientes mal.

Pero, por favor, no uses la palabra "soso". Porque soso suena como si comieras papel o algo aburrido. No lo eres. Piensa en tu enfoque en la línea del budismo zen. Alimentos que calman y armonizan. Alimentos estáticos que te permiten nutrirte.

Estas son palabras precisas para seguir durante un brote. Mantén tus platos simples, nutritivos y deliciosos. ¿Qué tipos de alimentos deberías incluir para ayudar a curar el brote y tu CU? Los alimentos ricos en vitamina C se recomiendan porque la vitamina C promueve una curación más rápida (y es beneficiosa) y tu quieres usar quiere propiedades curativas. Afortunadamente, muchos alimentos están llenos de vitamina C. Prueba los purés y zumos de verduras frescas, como la col, para así llenarte de vitamina C curativa.

¿Qué más debe comer?

Los alimentos blandos, como los huevos duros o escalfados, son buenos. Tienen un alto contenido en proteínas y son fáciles de digerir. Si lo desea, puede cocinar huevos individuales. Si los hierves a tu gusto, puedes guardarlos en la nevera para merendar si no te importa que estén fríos. También puedes hervir uno sobre la marcha. Mejor aún, si los prefieres calientes, puedes recalentarlos individualmente dejándolos en agua muy caliente durante diez minutos. Pero ¡no te acerques a los huevos fritos!

Las verduras siempre son buenas. Pero evita la ensalada, la col rizada y otras verduras crucíferas durante un brote, ya que pueden irritar tu cuerpo. En su lugar, consúmalos al vapor y bien cocidos. Se pueden comer tal cual o en puré. Son un buen complemento, si lo toleras, para el pollo escalfado en agua o caldo de huesos, o cualquier otra proteína magra.

Prueba con verduras como las zanahorias, la calabaza y los boniatos. También funcionan bien en un puré. Los cereales calientes son estupendos, no sólo para el desayuno, sino en cualquier momento del día. Son reconfortantes, dulces, muy nutritivos y llenos de las vitaminas y minerales que necesitas. Si puede, pruebe una mezcla de bayas en puré, o cualquier otra cosa que pueda tolerar para añadir a su arsenal nutricional y darle variedad.

Otra cosa maravillosa para comer durante un brote es la sopa. La sopa no sólo es un alimento reconfortante, sino que también es una forma estupenda de mantenerse hidratado. La sopa es fácil de calentar, en la cantidad que quieras. Un consomé de huesos de pollo casero y claro para tomar a sorbos es excelente durante un brote malo cuando la comida sólida puede parecer intolerable.

El caldo de huesos casero también se puede congelar, lo que permite prepararlo con antelación. Hay muchas recetas diferentes, pero si tienes una olla a presión digital, puedes hacerla rápidamente. Y puedes mantenerlo puro. Las alas o los muslos de pollo son perfectos.

Puedes cocinar un pollo entero en la olla a presión hasta que esté hecho, retirar la carne y volver a poner los huesos con las alas o los muslos en la olla, y luego dejarlo cocer durante el tiempo previsto. El pollo se puede añadir fácilmente a todo tipo de platos. Y si tienes el caldo recién hecho para el empuje, puede ser útil como aperitivo o como acompañamiento de un puré o unas verduras bien cocinadas.

También puedes convertir tus purés en sopas. Sólo tiene que añadir agua y hierbas que tolere, o caldo de huesos, y calentar. ¿Le apetece hincar el diente a algo? Pruebe los guisos con verduras y patatas que pueda tolerar. Pruebe a añadir un poco de miso blanco suave para potenciar las propiedades curativas y la nutrición.

El zumo de col se ha mencionado varias veces, y es que es muy bueno para ti y para tratar tu CU.

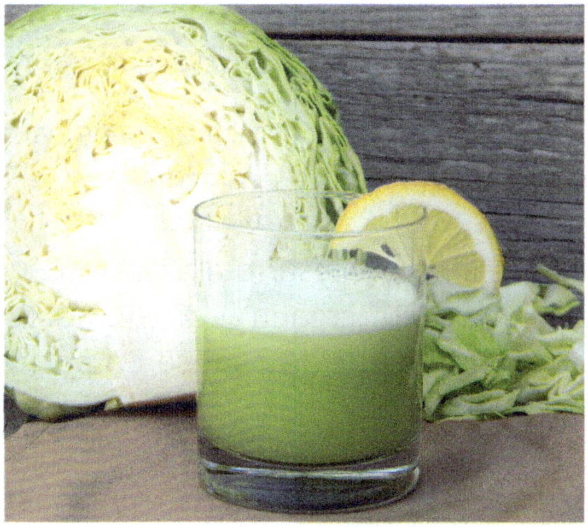

Si no soportas el zumo de col sin más, prueba a añadirlo al caldo de huesos con algunas hierbas, como el eneldo o el perejil. Hay otras fórmulas de zumos frescos que puedes tomar a sorbos y que son a la vez suaves y potentes para la curación.

Los alimentos fermentados también pueden ayudar, pero sólo si te gustan y crees que puedes tolerarlos. Están llenos de probióticos que pueden ayudar a curar y mejorar su CU.

Es posible que quieras evitar los productos lácteos, ya que pueden causar gases; evítalos por completo si eres intolerante a la lactosa. Si puedes comer productos lácteos, prueba el yogur griego, sin azúcares añadidos, para fomentar las bacterias buenas en tu intestino. Hay muchas otras ideas y recetas en este libro que utilizarás una y otra vez cuando tengas un brote. Y puede que le gusten tanto que los cocine siempre.

De nuevo, cada persona es diferente. Y cada brote es diferente. Los alimentos que antes podías tolerar pueden causarte un malestar repentino. Y lo que es tolerado por una persona con CU puede no serlo por otra. No hay reglas estrictas. Sólo asegúrate de seguir los planes y las recetas de este libro. Te ayudarán en los buenos y en los malos momentos.

El consejo general para los brotes es evitar los alimentos ricos en grasas y carbohidratos. Evite consumir demasiado sodio. Y, por supuesto, evita los culpables habituales del azúcar, el alcohol, la cafeína y las bebidas gaseosas.

Lo que hay que hacer es ajustar el menú y la dieta durante los brotes. De este modo, podrá reducir y eliminar las molestias. Básicamente, encuentra tu felicidad.

¡ALIMÉNTAME, DR. SEYMOUR!

Tienes este libro porque quieres cambiar tu vida. Quieres mejorar su CU hasta el punto de que entre en remisión y se mantenga ahí, el mayor tiempo posible.

Para ello, es necesario abordar el cuerpo como un todo. Muchas personas juran por una dieta creada y dirigida a su CU. La colitis ulcerosa es una enfermedad autoinmune que se padece de por vida. Pero puedes curarte hasta la remisión y permanecer así.

Si tienes brotes, ya sabes qué hacer y cómo gestionarlos. Siguiendo nuestras recetas y planes de menú, los brotes serán menos numerosos y menos graves. Lo mejor de todo es que este libro es para las personas que padecen una CU grave, así como para las que sólo tienen síntomas leves.

Tienes tres objetivos. Para sentirse mejor y mejorar. Para reducir y disminuir los brotes de CU y no sólo evitar que las cosas empeoren, sino mejorarlas. Y, por último, tener una vida plena y saludable. Esto es lo que hacemos al seguir esta dieta cuando te sientes bien. Promoverás y asegurarás tu propio bienestar futuro.

El cuidado de tu cuerpo es importante. Cómo lo haces cuando te han diagnosticado la UC es doblemente importante. Todo está conectado y el objetivo de este libro es alimentar tu cuerpo y tu alma. Para la curación, el confort y la indulgencia. Tienes que aceptarlo todo. Convertirse en una persona más sana cuando se tiene una enfermedad como la CU no significa que la dieta tenga que ser aburrida o que no se pueda seguir durante más de una semana.

Es una forma de vida. Una forma mejor de comer. Y se sorprenderá y se alegrará de lo bien que se sentirá. Aunque el plan de comidas es muy recomendable para empezar, para ponerte firmemente en el camino de la recuperación, desde el principio te encontrarás volviendo a las recetas que contiene cuando tu salud y tu CU estén donde queremos. En remisión.

Necesitas y quieres una dieta saludable. Una dieta equilibrada. Una dieta rica en frutas y verduras adecuadas. Cereales. Frijoles. Nueces. Mantenga su carne magra y su pescado mezquino. Y come los huevos: son muy ricos en proteínas. Si necesitas vigilar tus niveles de colesterol, las claras de huevo son casi pura proteína, así que prepara tortillas de claras de huevo y frittatas.

Quieres un libro de cocina lleno de alimentos bonitos y sabrosos. Lo mejor de este libro de cocina, además de la facilidad de preparación y la calidad de las comidas, es que puedes utilizarlo como trampolín para descubrir otras cosas que te apetezcan.

En estas páginas encontrará cosas que son buenas para ti, así como cosas que debes evitar. Encontrarás consejos y técnicas. Aplícalos a los alimentos que quieras comer. Por ejemplo, puede que se te antojen palitos de pescado. En lugar de comprar un paquete, puedes cortar tiras de pescado, pasarlas por harina de garbanzos, huevo batido (o clara de huevo), pan rallado bajo en carbohidratos o panko, o incluso no usar harina. Sólo tienes que calentar el horno o la freidora, rociarlos con aceite de oliva en spray y, si utilizas el horno, forrar una bandeja de horno con papel de hornear.

También puedes dividir tu comida en cinco o seis "minicomidas" a lo largo del día. Esto facilita la digestión y no hace que te sientas hinchado o que sobrecargues tu cuerpo. Y también ayuda con los brotes. Básicamente, se les dice que pasten. Lo cual es una ventaja.

Aquí hay algunas cosas que recordar:

Si eres intolerante a la lactosa o no puedes tolerar los productos lácteos durante un brote, hay muchos sustitutos saludables y deliciosos. Además del yogur griego, también existe el kéfir, una bebida fermentada, y la soja. Por supuesto, también hay leches de frutos secos, leche de avena y opciones caseras. Lo mejor es que todas estas leches alternativas son buenas para ti y para el medio ambiente.

Hablando de frutos secos, están repletos de todos los nutrientes que necesitas, pero pueden ser duros para tu cuerpo... especialmente si tienes CU.

Pero puedes obtener los mismos beneficios con las mantequillas de frutos secos. También puedes añadir las mantequillas a los batidos para darles un verdadero impulso. Las mantequillas de frutos secos pueden ser un poco caras, pero la buena noticia es que son muy fáciles de hacer en casa. Además, puedes experimentar con diferentes recetas. Tal vez prefieras el tuyo oscuro, claro o medianamente tostado. Mezcladlo todo.

El cacao es otro superalimento y una ventaja para los amantes del chocolate de la CU que creen que ya no pueden comerlo. El cacao es chocolate negro crudo. Y es increíblemente bueno para ti y tu intestino. Lleno de vitaminas, minerales, antioxidantes y alcaloides, es conocido por ayudar a proporcionar energía al cuerpo. Los prebióticos del chocolate negro crudo (cacao) se utilizan con fines antiinflamatorios. Funcionan con los probióticos porque es una fuente de energía calmante, limpiadora y curativa para su intestino.

Como no es dulce, se puede añadir cacao a los platos salados para potenciarlos. También puedes combinarlo con otro superalimento como el acai. El cacao también está disponible en polvo, por lo que puedes preparar tu propio chocolate caliente saludable (sin malvaviscos ni azúcar: prueba con miel cruda, stevia o cristales de coco). También puedes añadir copos de cacao a los batidos y cereales. También están muy bien en las barritas prensadas.

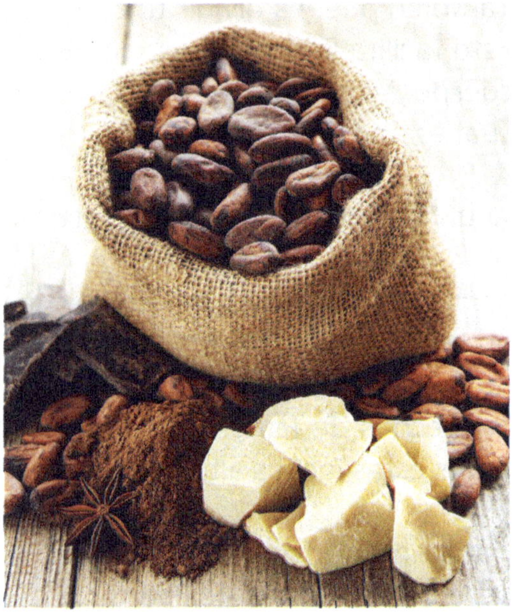

La manteca de cacao, de donde procede el chocolate blanco, también es un superalimento. Huele divinamente y se puede utilizar cuando se pide mantequilla en los dulces (aunque no es dulce), e incluso para añadir riqueza derritiéndola para freír ajos y cebollas (si se toleran bien cocidos) para salsas y guisos.

Otra cosa clave que hay que recordar es que hay grasas y luego hay grasas buenas. En el caso de la CU, se recomienda limitar las grasas saturadas y los alimentos ricos en colesterol, ya que tienden a agravar y desencadenar brotes.

El aceite de aguacate, el aceite de oliva y otros son grasas buenas. Elige alimentos bajos en colesterol cuando salgas y trata de evitar los alimentos fritos, a menos que utilices la freidora o hagas trampas en el horno.

Céntrese en los alimentos ricos en aceites omega-3, como ciertos pescados para obtener proteínas, aceites y mantequillas de frutos secos, semillas de chía y aceites y harinas de linaza. Puedes añadir semillas de chía y de lino a muchos platos diferentes para obtener el omega-3 extra que necesitas.

Este libro está lleno de recetas deliciosas y muy buenas para ti que contienen estos ingredientes, así como alternativas a los alimentos ricos en grasas y colesterol. Te garantizamos que no echará de menos las grasas malas y el colesterol.

Se recomienda una dieta baja en grasas para las personas con CU. Esto significa que no hay salsa ni patatas fritas con grasa de pato. Si utiliza grasas, opte por el aceite de oliva y los aceites ricos en omega-3. Para un puré, puedes utilizar caldo de huesos de pollo cocido hasta que esté rico en lugar de mantequilla. Y para sustituir la nata o la leche, puedes añadir yogur griego natural. En realidad, el yogur es bajo en lactosa, lo que lo convierte en una opción viable si eres intolerante; además, es una alternativa deliciosa.

La fibra es genial, pero no durante los brotes. Hace lo que dice en la lata y te mantiene regular. Pero no te conformes con una lata. O un paquete. Utilícelos en los alimentos integrales que consume.

Es posible que, estando sano, no toleres algunos tipos de fibra y sí otros. Limítate a los que puedas tolerar. La mayoría de los alimentos fibrosos de este libro deberían estar bien para ti. Pero, como ha aprendido, la tolerancia a ciertos alimentos no es universal en la CU. La fibra no sólo te mantendrá regular, sino que también ayudará a tu salud intestinal y te permitirá tener movimientos suaves y menos dolorosos.

Pero comer de forma saludable es mucho más que lo que se lleva a la boca. Como aprenderás en las páginas de este libro, hay muchas técnicas diferentes para cocinar los alimentos y hacerlos más apetecibles para tu intestino y menos dolorosos de empujar.

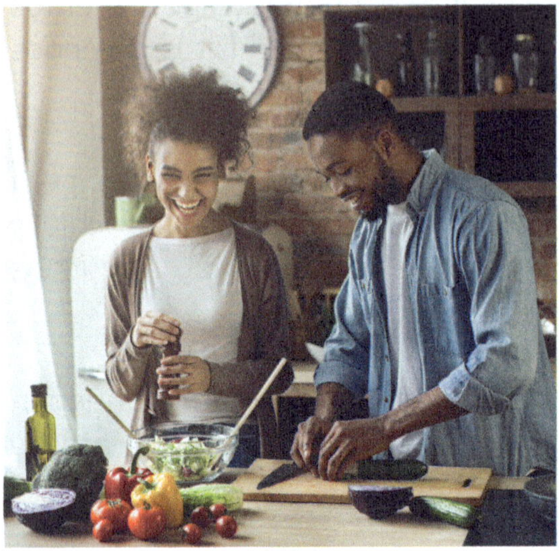

Intenta tener a mano un spray de cocina de alta calidad si lo prefieres. De lo contrario, una brocha de pastelería y aceite funcionan bien para una distribución limitada del aceite. El papel pergamino es tu amigo cuando se trata de hornear de diferentes maneras.

También es la herramienta ideal para facilitar la limpieza. Sólo hay que quitarlo y desecharlo. Los tapetes de silicona para hornear hacen el mismo trabajo pero tienen la ventaja de ser reutilizables.

Las sartenes también marcan la diferencia. Utiliza sartenes de cerámica o de acero inoxidable en lugar de antiadherentes. Recuerda que el fuego medio es esencial. Si el calor es demasiado alto, se corre el riesgo de que se queme y se pegue. Y no hay que olvidar el viejo hierro fundido, que tiene la ventaja añadida de enriquecer los alimentos con hierro. El acero negro hace el mismo trabajo, y cuando se prepara y sazona adecuadamente, las sartenes de acero negro pueden ser casi antiadherentes.

Por supuesto, puedes arreglártelas con lo que tienes. Para evitar que se quemen las sartenes, suele ser imprescindible calentarlas a la temperatura deseada, sobre todo si se quiere freír algo en la sartén. No olvides que hay muchas otras soluciones. Puedes hornearlo o tostarlo o asar a la parrilla. Si utilizas recetas ajenas al libro, adáptalas a tus necesidades.

Si alguna vez te ha gustado la comida frita, sabes que está prohibida o que es algo que sólo puedes comer en muy raras ocasiones. Pero si te apetece, una freidora es una herramienta esencial en tu arsenal de cocina. La freidora es una de las mejores opciones para hacer bocadillos en un día de pereza y versiones saludables de la comida rápida que son buenas para ti y tu intestino.

Pero, por supuesto, se puede hacer lo mismo en el horno. Si te gustan las patatas fritas, pela y corta una patata (preferiblemente un boniato) y rocíali con aceite.

Colóquelos en una bandeja de horno forrada con papel de hornear y hornéelos de esta manera. Con esta técnica se pueden hacer muchas cosas deliciosas. Por supuesto, una de las cosas más importantes es mantenerse hidratado. El alcohol y la cafeína te deshidratan.

Y la sal puede provocar retención de líquidos. Así que, además de mantener tu dieta limpia, mantén tus bebidas limpias también. Bebe mucha agua: a sorbos, no la tragues como si no hubieras bebido agua durante semanas.

A algunas personas no les gusta el agua corriente y pueden tener la tentación de regarla con un trago de refresco. Intenta no hacerlo, ya que las burbujas pueden provocar gases y hacer que tu estómago gorgotee. Prueba en cambio tus propias aguas aromatizadas.

Si los tolera, añada un chorrito o dos de zumo de cítricos y mézclelos, a veces en la misma bebida. O añadir rodajas de pepino y menta. O albahaca y hierba de limón. Sólo hay que atar la hierba de limón con un nudo y dejar que infusione el agua. Hay muchas formas de condimentar el agua. Aunque sea algo tan sencillo como beber agua fría y fresca en la época de calor, hazlo.

Y no te olvides de beber a sorbos tu caldo de huesos de pollo. ¿Por qué pollo? Es más fácil extraer todo el colágeno y los nutrientes, y el pollo está más abajo en la cadena alimentaria. Esto significa que el caldo de huesos es nutritivo, lleno de todas las cosas buenas que necesitas, y además llena. Lo mejor de todo es que también es un líquido. Un líquido que se puede calentar y sorber.

Vivir con la UC no significa que tengas que privarte. Hay cosas que puedes tolerar que otros no pueden. Y cosas que puedes tolerar y comer cuando estás en remisión, pero que no puedes comer cuando estás en brote. Pero si hay cosas que no puedes tener, siempre hay alternativas. Alternativas deliciosas.

Si eres vegetariano o vegano, no te asustes. Puedes hacer un estelar y nutritivo caldo de verduras en lugar de pollo o pescado. Y ya sabes cómo sustituir ciertas cosas en las recetas.

Así pues, si te apetece un plato que no sea ni vegano ni vegetariano, puedes simplemente hacer los cambios necesarios. Las batatas y la calabaza son excelentes alternativas a la carne.

Aunque muchas personas con CU no pueden tolerar las setas debido a la fibra difícil de descomponer, algunas sí pueden, y los portobellos hacen unos filetes maravillosos. Las legumbres y las hortalizas también son una excelente alternativa a la carne picada. Como hemos dicho, las posibilidades son infinitas. Utiliza el libro y tu imaginación y no te equivocarás.

Quieres que te den de comer. Y tú mereces ser alimentado. De forma adecuada. De una manera que satisfaga todas tus necesidades particulares para paliar la UC. Y este libro contiene todas las herramientas que necesitas para hacerlo. Se dirige a eso por ti. Con este libro, mejorarás tus hábitos alimenticios, tu CU y tu vida.
Este libro es su biblia dietética. Síguelo bien.

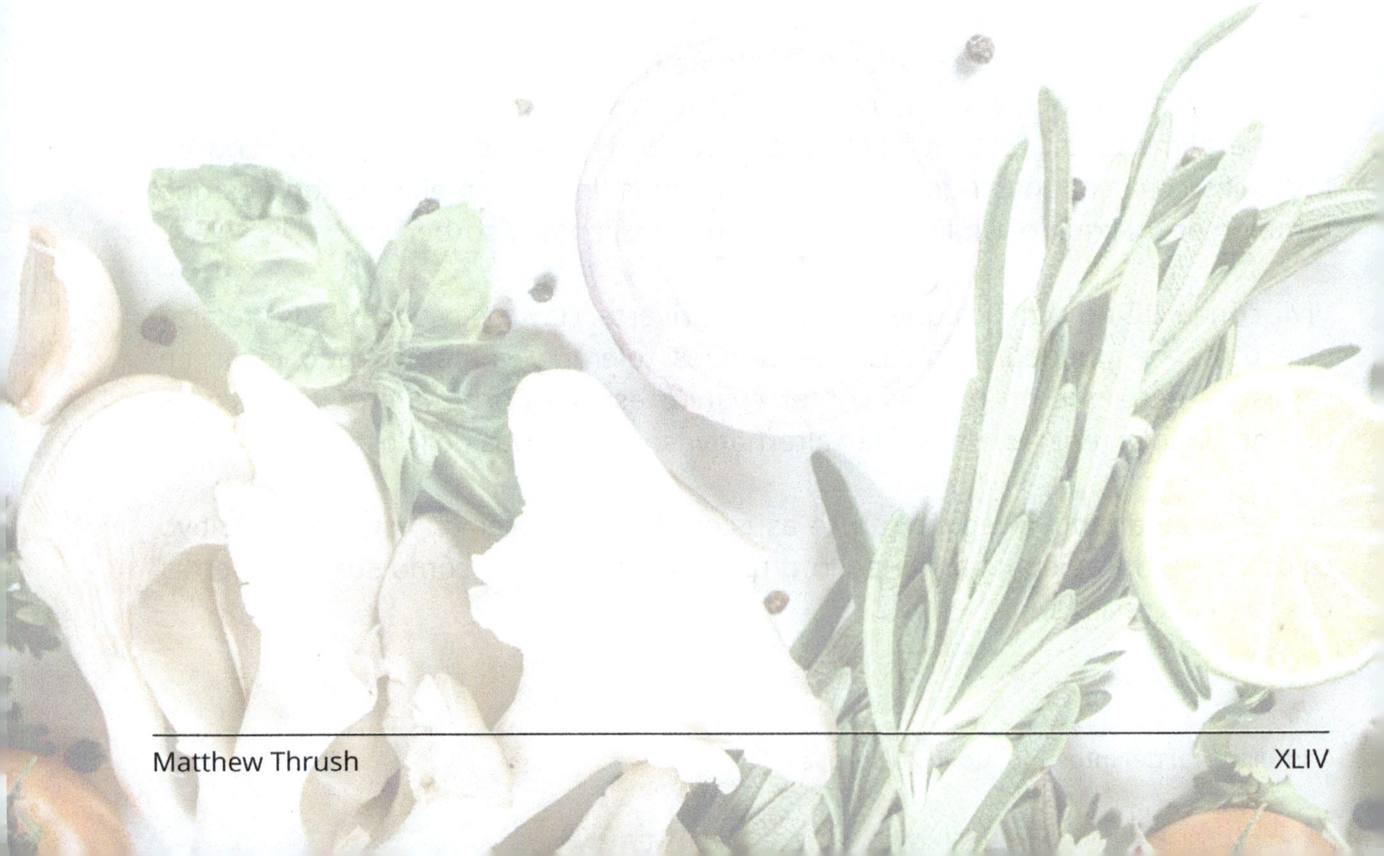

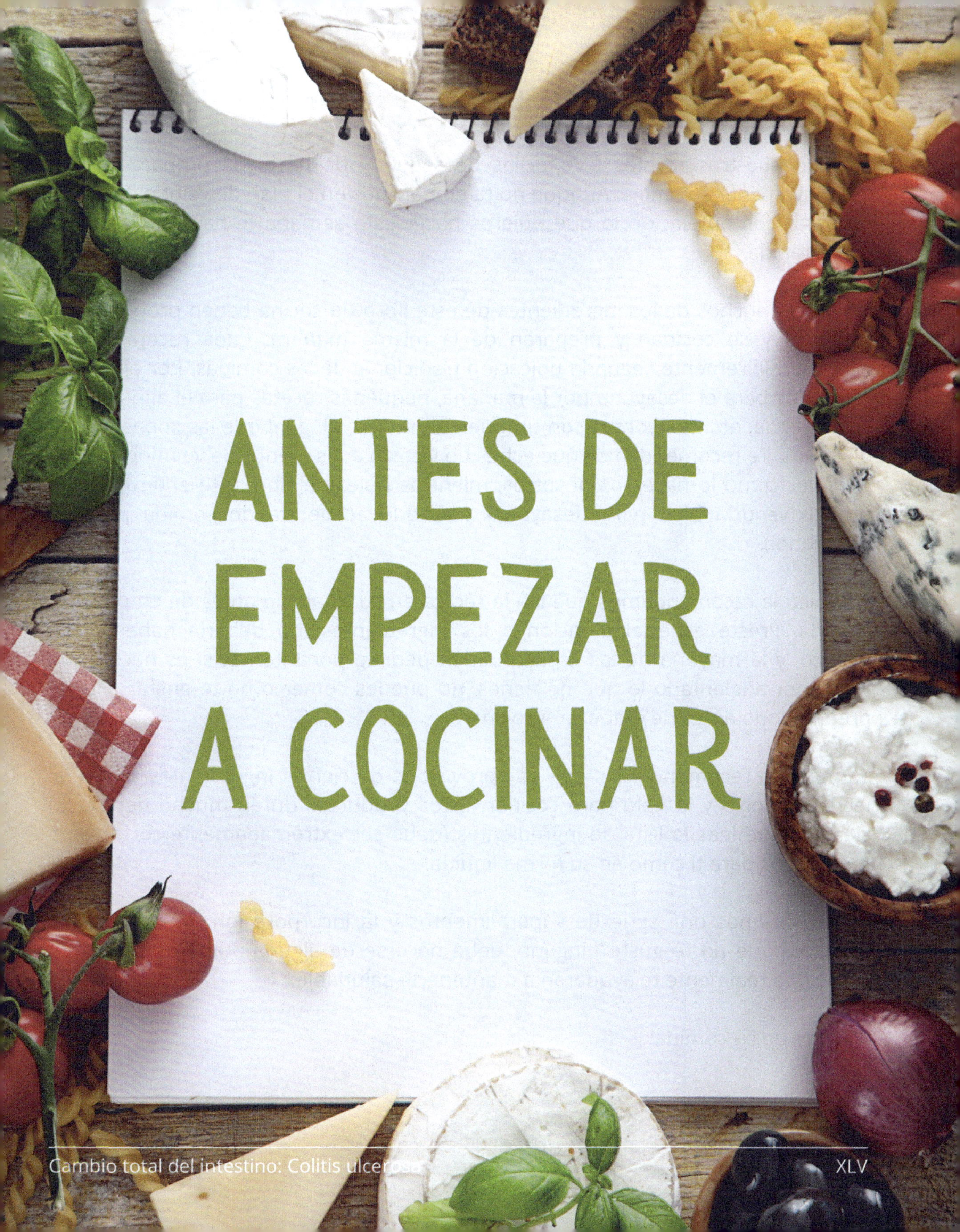

ANTES DE EMPEZAR A COCINAR

CÓMO UTILIZAR ESTE LIBRO

Aunque nuestras recetas son fáciles de seguir y de hacer, la preparación es definitivamente su amiga. Aunque no te embarques en el plan de veintiocho días, preparar con antelación lo que quieres hacer esta semana te hará la vida más fácil y rápida.

Verá que muchos de los ingredientes de este libro de cocina tienen propiedades similares y se cocinan y preparan de la misma manera. Cada receta se ha agrupado libremente según la ubicación tradicional de las comidas. Por ejemplo, alimentos para el desayuno por la mañana, pequeñas recetas para el almuerzo o la merienda, etc. Las sobras son un buen almuerzo, al igual que las sopas en los días fríos. Te recomendamos que eches un vistazo a los menús de veintiocho días para ver cómo lo hacemos nosotros, mientras hojeas el libro y te enteras de lo que te vendría bien para desayunar (¡aunque acabe siendo comida para el desayuno!).

También le recomendamos que lea la receta en su totalidad antes de empezar a hacerla. Preste especial atención a los ingredientes; no debería haber nada exótico, y la mayoría de las cosas pueden pedirse por Internet si es necesario. Resta por adelantado lo que no tienes, no puedes comer o no te gusta. Y lee y prepara todo antes de empezar a cocinar.

También le recomendamos que se aprovisione de ciertos ingredientes, como la leche en polvo y la nata para cocinar. Estos productos duran mucho tiempo y, siempre que leas la lista de ingredientes (debe ser extremadamente corta), son tan buenos para ti como en su forma líquida.

Aquí utilizamos una serie de superalimentos y la incorporación de algunos de ellos, aunque no te guste ninguno, debe hacerse de alguna manera. Estas son cosas que realmente te ayudarán a mantenerte saludable.

Disfrute de su comida!

EQUIPO

Te prometemos que aquí no hay nada demasiado elegante. Pero hay algunas herramientas que facilitan la vida. A continuación, nuestras sugerencias para preparar las recetas de este libro de cocina.

Procesador de alimentos: Puedes hacerlo con un miniprocesador de alimentos o con un procesador de alimentos de tamaño normal. Es una gran herramienta para picar, licuar y mezclar hierbas, frutas, verduras y mucho más. Aunque no sea necesario tenerlo a mano, es un ahorro de tiempo y una ventaja para cualquier cocina.

Licuadora: Cualquier tipo de batidora servirá si no tienes un robot de cocina. Una batidora es ideal para hacer batidos, salsas, etc. Las batidoras de varilla o de mano son excelentes para las sopas y las salsas.

Tamiz de malla fina (colador): Recomendamos un tamiz de malla metálica si puede encontrar uno. Los tamices portátiles son ideales para alimentos secos o húmedos, calientes o fríos. Un colador de malla fina te ayudará a eliminar las fibras pequeñas y las semillas que pueden no ser adecuadas para su estómago.

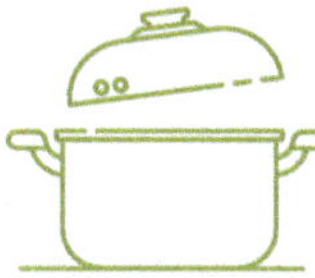

Ollas y sartenes: Recomendamos una buena sartén; lo ideal es una más pequeña, como una sartén de hierro fundido que puedas mover del horno a la cocina para diferentes cosas. También es útil tener a mano algunas cacerolas estándar de diferentes tamaños.

Alfombras antiadherentes para hornear (Silpat): Las mantas y el papel de horno son excelentes para reducir el exceso de aceite y ayudarle a crear platos antiadherentes en su horno. Las alfombrillas son reutilizables y vale la pena la inversión. Asegúrate de que tienes los que se utilizan para hornear y no para extender pasteles.

EQUIPO

Balanzas de cocina/tazas/cucharas de medir: Si horneas, te gustarán las balanzas: los pesos son más precisos que las tazas y las cucharas. También puedes buscar tablas de conversión que te ayuden a pesar los diferentes ingredientes.

Otras cosas útiles y tontas: una olla a presión digital es una gran herramienta porque hace las cosas súper rápidas y súper fáciles de hacer. Puedes cocinar en él arroz, sopas, guisos, risottos e incluso yogur. Si tienes una freidora, también puedes hacer deliciosos salteados. Una olla arrocera, incluso una ordinaria y barata, es muy útil para las personas con un presupuesto limitado. También puedes utilizarlos para cocinar otros granos y legumbres.

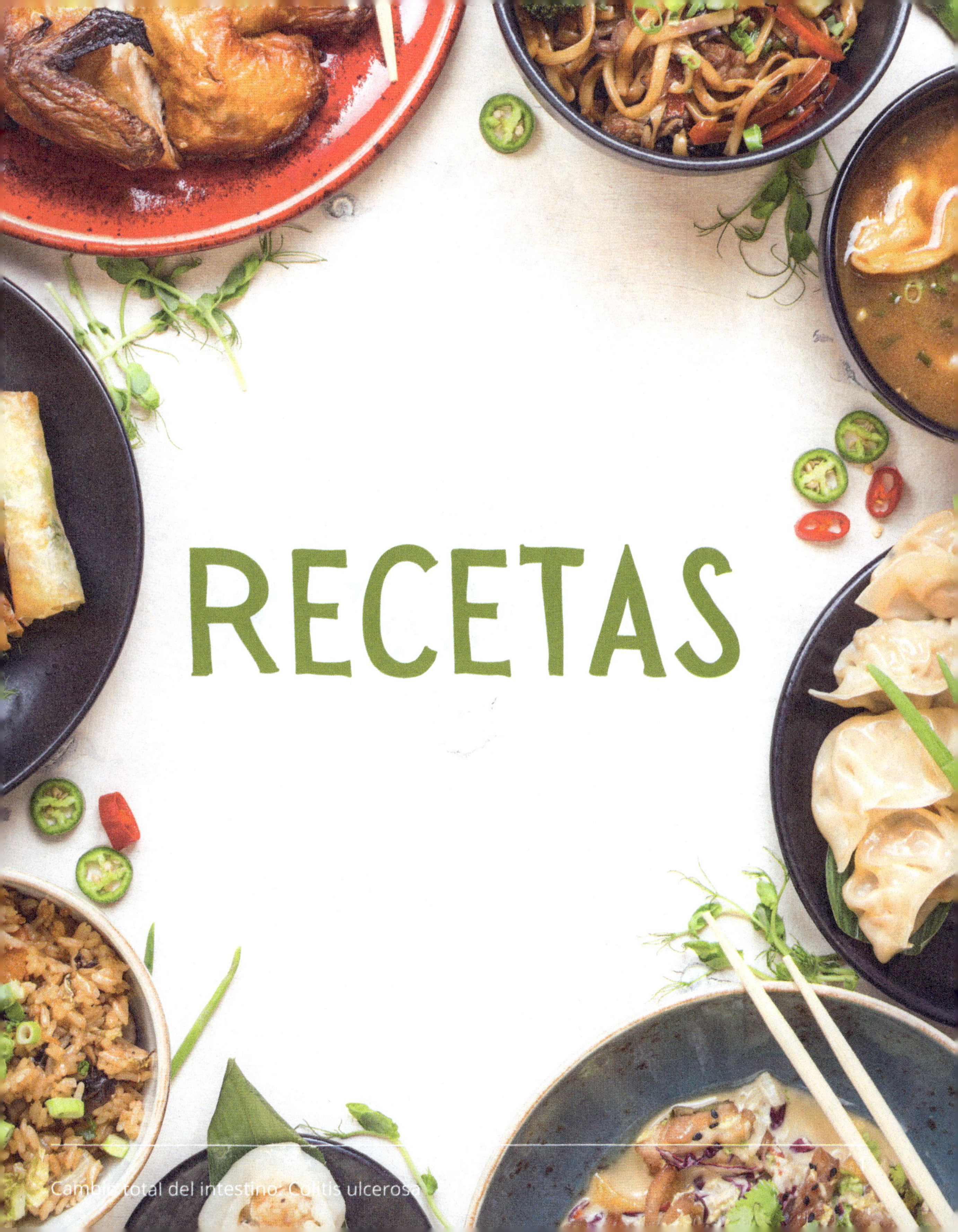

RECETAS

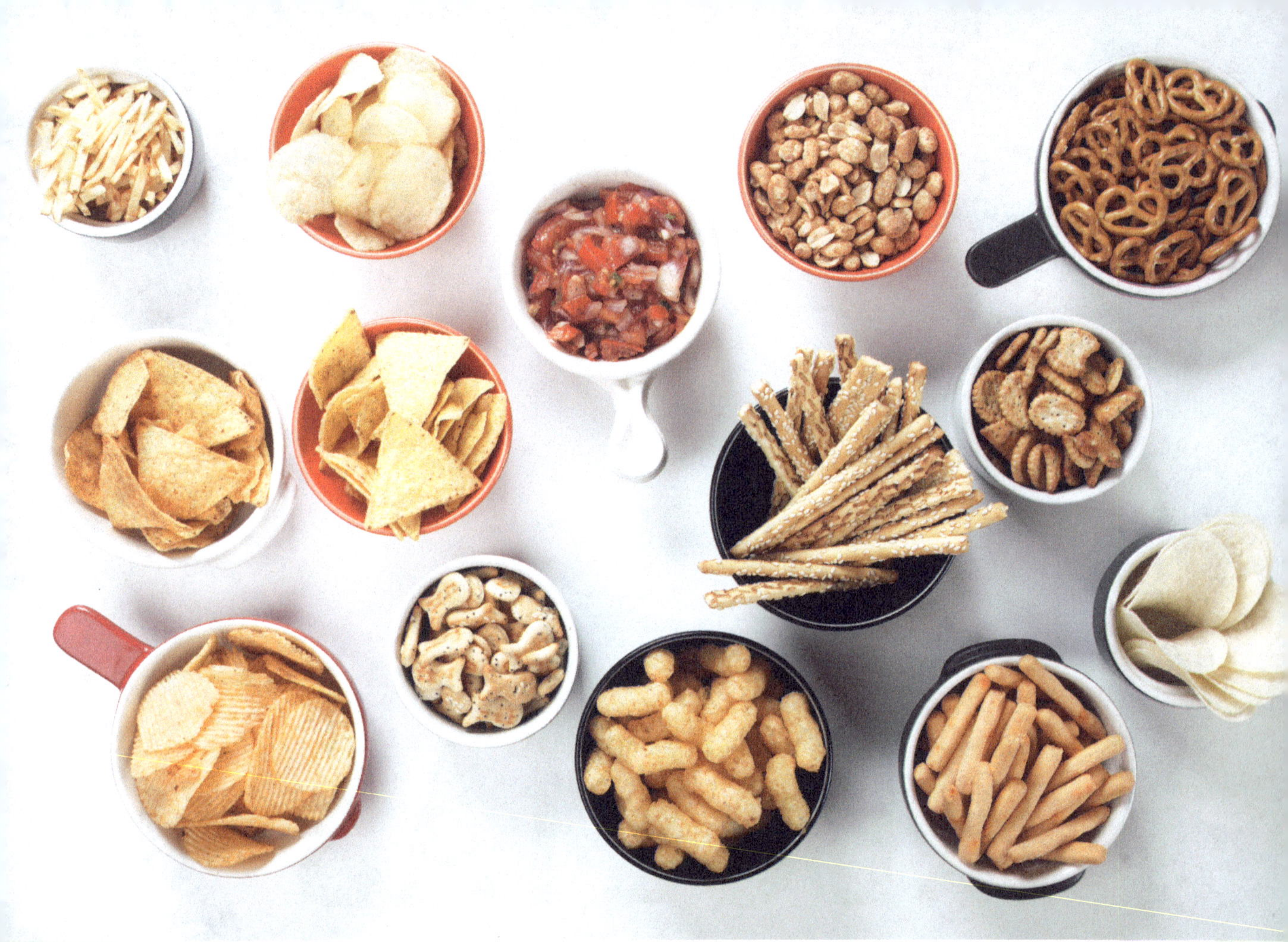

APERITIVOS RÁPIDOS Y BOCADOS

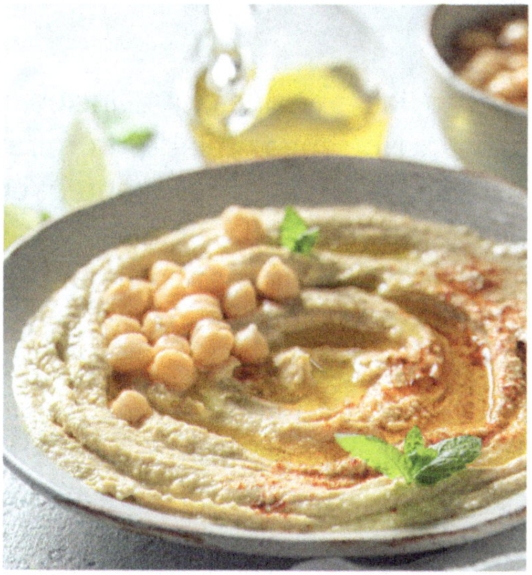

APERITIVOS RÁPIDOS Y BOCADOS

En el caso de la CU, la clave es evitar el exceso de alimentos procesados, malos, ricos en grasas, azúcares y carbohidratos. Y, por supuesto, el enemigo de todos nosotros, la caloría vacía (es delicioso, pero debemos evitar sis productos asquerosos, grasos y salados).

Un paquete de patatas fritas no es bueno para nadie, pero si no puedes vivir sin ellas, pequeños paquetes de patatas fritas servirán.

Incluso puedes cortarlos por la mitad para cogerlos y mordisquearlos si quieres. Un poco aquí y allá no es el fin del mundo. Dicho esto, los estantes de nuestros supermercados están llenos de diferentes opciones que son un poco mejores para ti, y te sugerimos que las busques para tus aperitivos.

Si te gusta cocinar, puedes divertirte en la cocina y hacer galletas y otros aperitivos sin gluten. Guárdelos en una caja o frasco para poder utilizarlos cuando los necesite. También puedes encontrar una gama de buenas galletas sin gluten en el supermercado. ¿Y qué es lo bueno? Eso depende de tu CU y de cómo te afecte. Pero, en general, hay cosas mejores que un paquete de patatas fritas o tortillas:

- Bocadillo de garbanzos/vegetales.
- Huevo duro.
- Aperitivos de algas.
- Patatas fritas dulces.
- Manzanas peladas.
- Peras peladas y cortadas en rodajas.
- Plátanos.
- Frutas de hueso sin piel (mangos, melocotones, ciruelas, cerezas, etc.).
- Puré de manzana.
- Rodajas de aguacate con un chorrito de lima y un poco de sal marina.
- Copos de cacao*.
- Zumos de fruta recién exprimidos y yogur casero o comprado.
- Galletas sin gluten, bajas en sodio y queso duro.
- Verduras al vapor con limón y aceite de oliva.
- Tortas de arroz.
- Biberones exprimibles.

Cuando compres los alimentos mencionados, evita las opciones que incluyan ingredientes artificiales o altas cantidades de azúcar. No tengas miedo de mirar las listas de ingredientes. Por ejemplo, los pasteles de arroz se presentan en diferentes formas; hay opciones ligeramente saladas, así como de algas, canela y otros sabores. También puedes rociarlas con miel cruda o una mezcla de ajo en polvo, romero y un poco de sal marina.

Acompáñelos con una rodaja de aguacate, o incluso con una ensalada de huevo rápida (huevo duro mezclado con un poco de zumo de limón, pimentón, aceite de oliva y hierbas, y luego aplastado toscamente con un tenedor). Es fácil hacer que algo que solía ser insípido sepa muy bien.

¿Se preguntará por la *comida de los bebés*? Te escuchamos. Pero los biberones son purés y mucho más fáciles de digerir. Además, están repletos de nutrientes y son perfectos para un día ajetreado o cuando se necesita un estímulo rápido y ligero. ¡Y hay un montón de sabores!

Pero tú te conoces. Cada persona con CU es diferente y lo que una persona no puede ni mirar sin tener un brote es perfectamente aceptable para otra. Este libro es para alguien que está en remisión y busca mantenerse así, así que confía en tu cuerpo y ajusta las cosas en consecuencia. Y escoge tus tentempiés en función de tus papilas gustativas y de tu salud digestiva. Queremos que estés siempre preparado para que no comas impulsivamente por hambre y comas lo que no debes. Y queremos que disfrutes de la vida. Ten a mano alimentos fáciles de comer que te gusten y que no te causen apuro, para que puedas cogerlos y marcharte.

Sugerencias: Todo vale. Tenemos recetas de salsas, patatas fritas, albóndigas, pasteles salados e incluso tacos. Lo que pongas ahí, es lo que quieres. También te daremos algunas ideas de comidas muy sencillas, así como recetas para cuando no tengas tiempo. Así que si hay un tentempié sano y natural que te guste o puedas preparar y que no te cause problemas durante los brotes, hazlo.

Nota: Los copos de cacao son copos de chocolate crudo y son una excelente fuente de energía para ti.

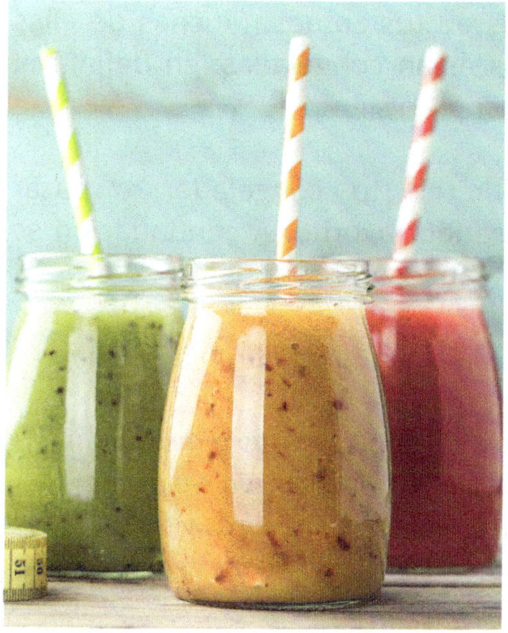

BATIDOS Y ZUMOS

Son estupendos para las comidas y los tentempiés sobre la marcha, ya que pueden suponer un gran aporte nutricional en función de lo que se incluya en el batido. Los zumos tardan más en hacerse, a no ser que los compres. Pero si tienes un brote o eres muy sensible a la fibra, la versión en zumo es la mejor opción.

Una batidora o licuadora especial para batidos es ideal para hacer batidos rápidos o incluso para licuar verduras frías para tus purés.

Si te estás iniciando en el mundo de los zumos, merece la pena que te gastes el dinero en un exprimidor masticador o en un exprimidor centrífugo. Los exprimidores se denominan a veces exprimidores en frío o exprimidores lentos. Funcionan triturando y exprimiendo el zumo de los ingredientes mediante un sinfín que gira lentamente y un tamiz.

Un exprimidor centrífugo suele estar equipado con cuchillas giratorias que giran contra un filtro de malla, separando el zumo del cuerpo. A continuación, el exprimidor separa el zumo y la pulpa en dos recipientes. Los exprimidores centrífugos son muy rápidos pero también bastante ruidosos.

Prueba a combinar los siguientes ingredientes para hacer un zumo saludable:

- col rizada, espinacas, manzana, pepino, jengibre, limón
- piña, pera, jengibre, aloe, manzana
- remolacha, manzana, jengibre, zanahoria, limón
- zanahoria, piña, pera, naranja, manzana roja

También puedes utilizar bayas y frutas blandas en tus zumos. Muchas de ellas están envasadas en bolsas, mientras que otras están congeladas; en definitiva, son más baratas que las bayas frescas que se compran siempre.

Además, las bayas congeladas pueden vivir en tu congelador y pasar directamente a tu máquina de zumos o a tu batido favorito. A continuación se presentan algunas combinaciones divertidas de batidos para probar:

- *Col rizada, espinacas, piña, mango, melocotón, zumo de naranja prensado en frío.*
- *Col rizada, espinacas, arándanos, mantequilla de almendras o macadamia, copos de cacao, semillas de lino molidas, leche de macadamia sin azúcar*
- *Leche de almendras, plátano, avena, mantequilla de almendras y canela.*
- *Agua, arándanos, frambuesas, plátano, espinacas, mantequilla de almendras.*

Los batidos son estupendos porque puedes echar las cantidades de cada ingrediente que te convengan. Preparar un batido sólo lleva unos minutos de principio a fin.

Lo que más te guste en tu batido, hazlo.

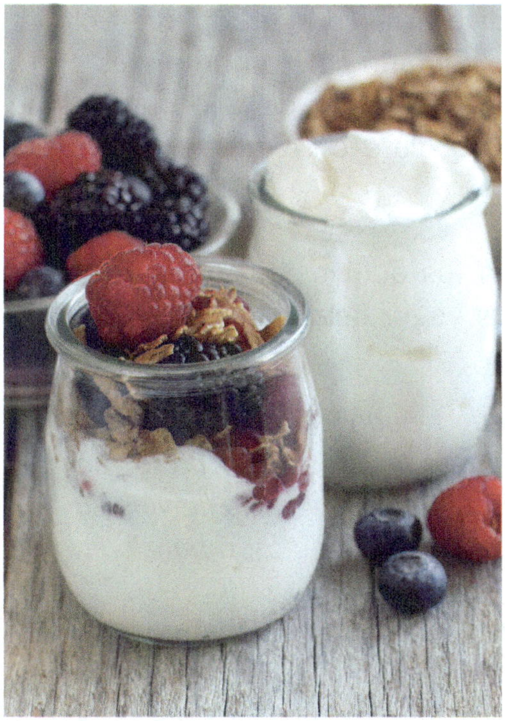

YOGUR

El yogur es un alimento muy saludable para ti. Desde luego, no es necesario que lo hagas tú mismo, pero siempre es una opción si quieres personalizarlo a tu gusto. A la hora de elegir un yogur, recomendamos el yogur griego/graso.

Aunque la sociedad moderna te haga creer que las grasas son malas, todo es cuestión de moderación, ¡y el yogur tiene grasas buenas! Por supuesto, le recomendamos que consulte cualquier cambio de dieta con su médico para asegurarse de que es la opción adecuada para su cuerpo.

Los yogures bajos en grasa o sin grasa suelen incluir diferentes aditivos, así como azúcares ocultos. Al igual que con la sal, debes mantenerla en el extremo inferior, por lo que comer algo natural es mucho mejor para ti. Y aunque el yogur tiene todas las bacterias buenas que necesitas, el azúcar no es realmente tu amigo, especialmente los azúcares ocultos.

Deberías evitar ciertos yogures de sabores y yogures de tapa (los que tienen "golosinas" añadidas como trozos de chocolate, granola, etc.).Pero estás aquí para una merienda rápida de yogur sobre la marcha, así que hemos puesto una lista abajo de algunas combinaciones para probar:

- *Un buen yogur natural con sabor a vainilla o arce*
- *Yogur natural con puré de pera, melocotón o manzana (¡los alimentos para bebés son estupendos en este caso!)*
- *Yogur natural con un poco de azúcar moreno*
- *Yogur natural con un poco de sal marina, zumo de limón, pimentón y cúrcuma.*
- *Yogur natural con leche dorada*.*
- *Yogur natural/vainilla/arcebo espolvoreado con granos de cacao.*

Que tengas CU no significa que no puedas divertirte con tu comida. Sólo te animamos a que hagas una buena trampa. Ten cuidado con lo que metes en tu cuerpo. Por ejemplo, en lugar de comer helado o pudín de chocolate como merienda, ¿por qué no tomar un postre de chocolate o *crème brûlée* de alta calidad para después de la cena?

Y no te olvides del yogur helado. Cuidado con los aditivos si no los haces tú mismo. Pero si tienes una heladera, puedes hacer yogur helado en casa:

- *¿Quieres una versión más sana del yogur helado en casa? ¿No hay heladera? Sólo tienes que combinar yogur griego natural entero, un chorrito de miel cruda o jarabe de arce y una pizca de vainilla (la vainilla en polvo es genial) y batirlo a mano durante cinco minutos, o batirlo en un procesador de alimentos.*
- *Cuando esté ligera y esponjosa, extiéndala en una fuente de horno de 9 pulgadas, tápela y congélela durante unos 45 minutos. Su trabajo no está hecho. Remover con una espátula para llegar a todos los bordes y mezclarlo todo. Congelar durante otras 2 horas, sacando y removiendo cada 30 minutos.*
- *Se puede comer o pasar a un recipiente y congelar una hora más para poder comerlo con cuchara, si es lo que se quiere. Entonces, ¡disfruta! Se conserva hasta un mes.*

Lo comas como lo comas, el yogur es bueno para ti y para tu intestino.

Sustituciones: Sea lo más creativo posible. Sólo tú sabes lo que puedes tolerar en pequeñas dosis. Pero asegúrese de utilizar ingredientes de calidad. Existen muchos yogures no lácteos o veganos. Compra siempre lo mejor que puedas pagar y con la menor cantidad de ingredientes.

Nota: La leche dorada es un antiguo polvo medicinal indio que se mezcla con leche o leche de nueces y tiene grandes beneficios para la salud. Puedes comprarlo o hacerlo tú mismo. Se compone de cúrcuma, jengibre, canela de Ceilán y pimienta negra.

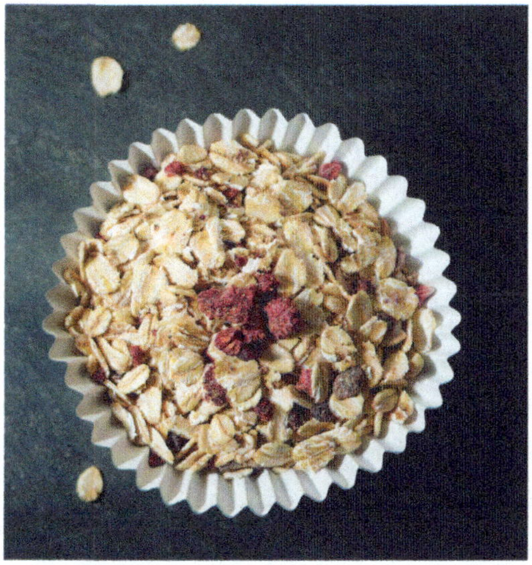

AVENA INSTANTÁNEA Y YOGUR

Esta es una receta súper sencilla que está llena de nutrientes y es ideal para las personas con CU. Si eliges un yogur natural, puedes verter miel cruda por encima o espolvorear una mezcla de canela de Ceilán y un poco de azúcar moreno (también puedes utilizar azúcar de coco, así como otros azúcares naturales más "saludables"). Esta receta es para una persona.

Ingredientes:

- 1/2 taza de avena instantánea/avena de cocción rápida
- 1 taza de yogur natural, de vainilla o de arce

Preparación:

Mezcla los copos de avena con un poco de yogur o leche de nueces, déjalo reposar durante un minuto, o simplemente ponlo en una taza de té o en un bol pequeño. Cubra la avena con el yogur de su elección. Revuelve o no revuelve, como quieras. Tome una cucharada y disfrute.

Sustitución: Puede tener a mano una provisión de avena refrigerada si la prepara cada dos días. Puede utilizar agua o leche de frutos secos sin azúcar. Entonces, sólo tienes que coger lo que necesites, añadir tu yogur (con o sin añadidos), y ya está.

Nota: Ajuste las cantidades a su gusto.

Otra opción: la avena también puede ser salada. Si quieres un sabroso tentempié (y es estupendo para un empujón), añade tu avena al caldo de huesos casero. Añade un poco de eneldo o perejil, y calienta el caldo cuando vayas a comerlo (puedes cocinarlo directamente, o hacerlo con antelación en la nevera y meterlo en el microondas para calentarlo) y añadir un poco de yogur natural por encima cuando hayas terminado.

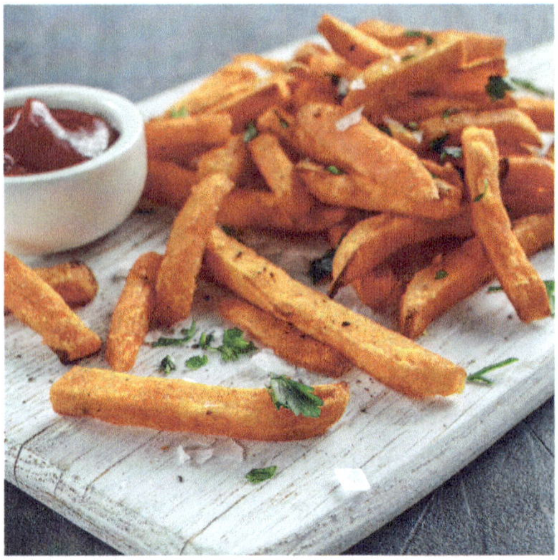

PATATAS FRITAS DE BONIATO

Tenemos que admitirlo: las patatas fritas están muy buenas. Pero no siempre son lo mejor para ti y tu cuerpo.

Afortunadamente, las patatas fritas de boniato pueden ser un gran tentempié por el que no tienes que sentirte mal. Los boniatos son una fuente de alimentación, y esta receta es sencilla y fácil. Esta receta es para una persona.

Ingredientes:

- 1 batata grande o 2 pequeñas, peladas
- Aceite de oliva virgen extra/aceite de coco
- Espolvorear con sal marina

Preparación:

Precalienta su horno a 375 F. Prepare una bandeja para galletas forrada con papel pergamino o un tapete de silicona. Corta el boniato en rodajas gruesas y luego corta también en trozos gruesos de patatas fritas. Échales aceite o spray de cocina. También puedes espolvorear sal marina (sólo una pizca) o esperar a que estén cocidas.

Extiéndelas sobre el tapete o el papel y mete la bandeja en el horno. Hornear durante unos 25-30 minutos, dependiendo de su horno y del grosor. Compruebe después de 15 minutos y déles la vuelta.

Servir en un plato con un poco de perejil picado si se quiere.

Sustituciones: ¡Prueba con patatas, chirivías, zanahorias o incluso yuca! La yuca está repleta de vitamina C, pero hay que cocinarla bien. Todos estos alimentos son deliciosos sustitutos.

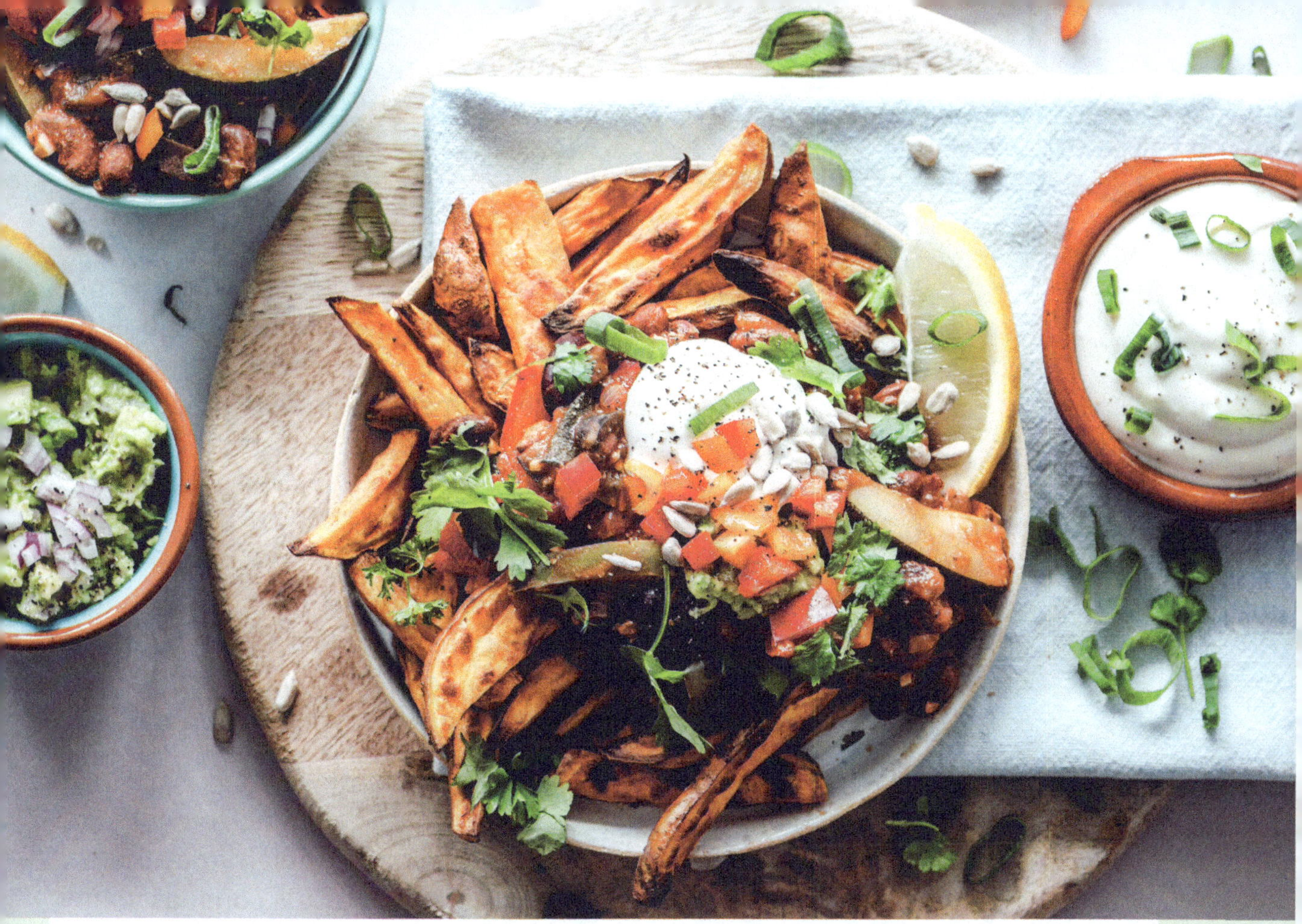

RECETAS DE FIN DE SEMANA

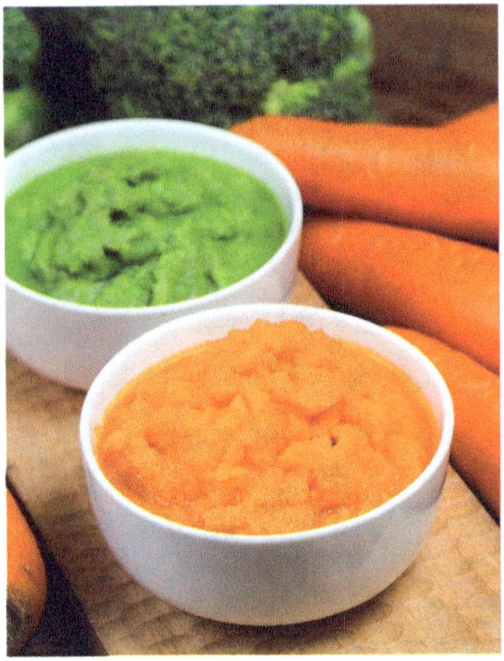

RECETAS DE FIN DE SEMANA

Aunque planificar con antelación no siempre es lo más divertido, seguro que te ahorrará tiempo durante la semana. Además, le prometemos que la preparación de la comida no le ocupará todo el fin de semana. Los domingos son perfectos para preparar la comida.

Los caldos de huesos, los caldos de verduras, el puré de patatas y los boniatos al horno, por no hablar de las carnes cocinadas a fuego lento, pueden prepararse con antelación y congelarse.

Así que si tienes espacio en el congelador, haz más. Utilizar el fin de semana para planificar la semana te ayudará a mantener la disciplina. También le ayudará a cumplir su plan de alimentación de 28 días. Cuando preparas tus comidas, tienes la nevera llena de aperitivos listos para usar y no tienes que pensar en ellos. En lugar de coger patatas fritas, puedes simplemente coger un trozo de pollo, una pieza de fruta preparada o incluso una taza de avena de la nevera. Y para aquellos que tienen poco tiempo durante la semana, esto agiliza la cocina y la hace más fácil.

Descubrirá que el tiempo extra dedicado a cortar, preparar y disponer los alimentos hace que cocinar sea fácil, sin errores y sin complicaciones.
Por supuesto, no hay que reservar la preparación para los fines de semana. Si tienes algo de tiempo libre y estás viendo tu programa favorito, puedes encender la olla de cocción lenta, o incluso poner el pollo en el horno, y dejar que haga su trabajo mientras tú haces otra cosa.

¿A qué esperas? ¡Prepárate!

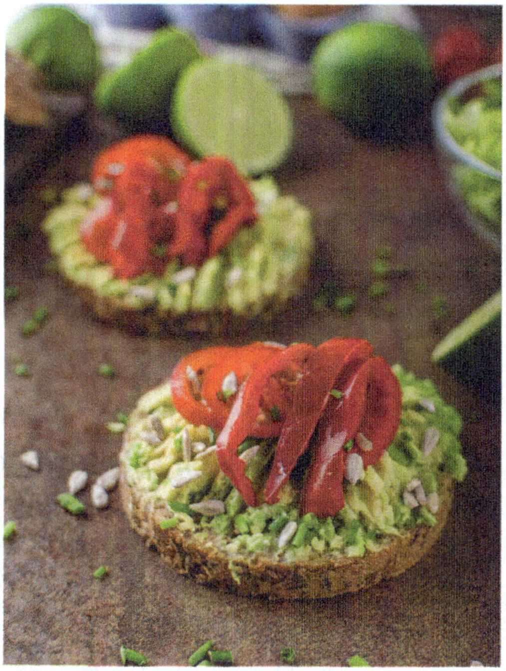

MANTEQUILLA DE AGUACATE

Es un alimento básico que hay que tener en la nevera, ¡y es tan fácil de preparar con antelación! Puedes utilizarla en los sándwiches en lugar de mantequilla o mayonesa, y aporta un valor nutricional extra que a tu cuerpo le encantará.

Los aguacates se vuelven marrones a medida que se oxidan, pero se puede limitar esta situación envolviéndolos firmemente en papel encerado o película de plástico (también hay alternativas de silicona), o guardándolos en un recipiente. Esta receta da para una semana, pero las cantidades pueden variar.

Ingredientes:

- 1 aguacate grande, con piel y sin semillas
- 1/8 de taza de aceite de coco, a temperatura ambiente
- 2 cucharaditas de zumo de lima (si no lo tolera, no lo incluya)
- 1/4 de cucharadita de ajo en polvo
- Una pizca de sal marina y pimienta (además de cualquier otro añadido que le guste aquí)

Preparación:

Mezcle todos los ingredientes en su procesador de alimentos. Raspe los lados a medida que avanza para obtener una consistencia suave. Utilícelo inmediatamente o guárdelo en el frigorífico, bien tapado, para que cuaje. Antes de usarla, dale unos minutos para que se ablande ligeramente.

Sustitución: Puedes probar a sustituir el aceite de coco por mantequilla. También puedes añadir cebolla en polvo al ajo en polvo.

Añadir: Ingredientes como el pimentón molido, el comino molido, o incluso la cúrcuma o el jengibre añadirán un toque a esta mantequilla de aguacate. Las hierbas frescas finamente picadas también son un gran complemento.

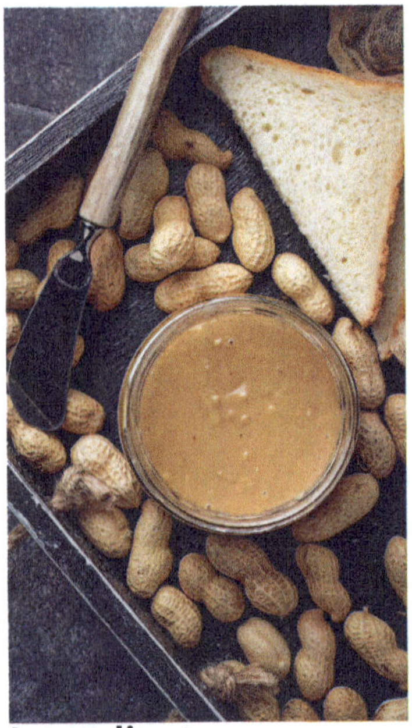

MANTEQUILLA DE NUECES CASERA

La mantequilla de frutos secos es excelente, pero debe ser cremosa y no en trozos. Esto es especialmente cierto durante un brote o si te sientes un poco sensible. Puedes comprar nueces escaldadas/sin cáscara si las quieres crudas, o utilizar anacardos o nueces de macadamia.

Puede asarlas en la sartén o en el horno hasta alcanzar la oscuridad deseada, pero vigílelas con cuidado porque pueden ennegrecerse rápidamente. Siéntete libre de "hacer trampa" comprando nueces sin sal, tostadas y sin piel. Esta receta rinde unas 20 porciones de una cucharada.

Ingredientes:

- 2,5 tazas de tus frutos secos favoritos

Preparación:

Precalienta el horno a 350 F. Coloca los frutos secos en una bandeja de silicona o forrada con pergamino y métela en el horno. Hornea durante unos 8-12 minutos, hasta que esté fragante y dorado. Échalas en un papel de cocina o en un paño de cocina y, cuando estén lo suficientemente frías, frótalas o hazlas rodar para quitarles la piel.

Poner los frutos secos en un procesador de alimentos o en una batidora. Seguir mezclando con una espátula de vez en cuando. Sabrá que está hecho cuando la mezcla esté suave y brillante. Esto llevará unos 10-15 minutos, así que haz un baile mientras esperas. Cuando esté listo, pruébalo y pon el resto en un recipiente. Se conservará durante unas 3 semanas.

Sustituciones: Prueba los frutos secos crudos. Ligeramente tostado. Totalmente tostado. Encuentra el perfil que te conviene. También puedes mezclar tus frutos secos.

Añade: Copos de cacao, semillas de chía, semillas de lino y semillas de cáñamo a los frutos secos para dar un toque extra a la mantequilla.

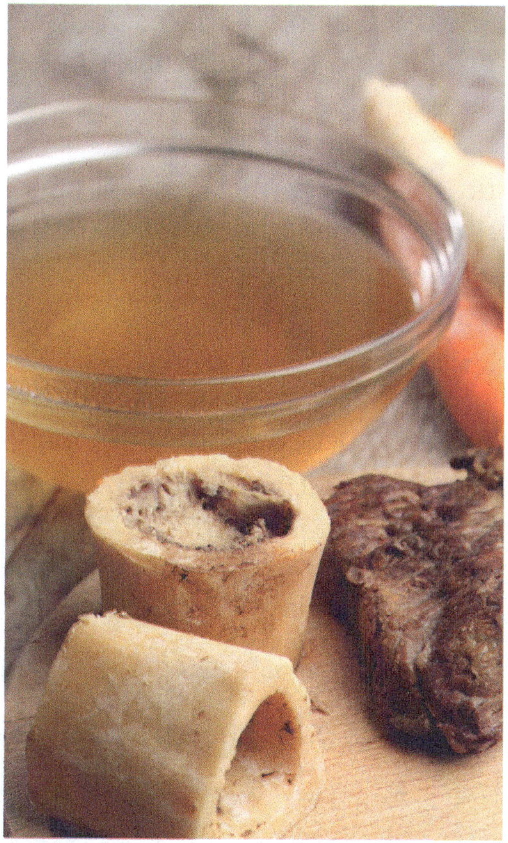

CALDO DE HUESOS

El caldo de huesos de pollo es excelente, nutritivo, bueno para ti y versátil. Además, es delicioso. Puedes ir por la ruta "tamaño familiar" con un pollo entero y alas, o simplemente usar alas y pequeños trozos de pollo. Depende de ti.

Ahí es donde entra en juego un práctico dispositivo llamado olla a presión digital. Reduce el tiempo de cocción manteniendo intactos los nutrientes. Si no tienes una olla a presión, no hay problema.

También puedes hacerlo a la antigua, en la estufa. Esta receta sólo contiene pollo y puede guardarse en la nevera durante una semana.

Ingredientes:

- 1 pollo entero, de cultivo ecológico (opcional)
- 6lb de alas de pollo, de origen ético (redúcelas a 4lb si utilizas pollo entero o tienes un presupuesto limitado)
- 1kg de muslos de pollo, de cultivo ecológico
- 1 cucharadita de vinagre de sidra de manzana crudo
- Una pizca grande de sal rosa del Himalaya

Preparación:

En la estufa, coloca todas las piezas de pollo y el pollo en una olla, luego agregue la sal y el vinagre. Cubrir con agua. Cocer a fuego lento de 45 minutos a 1 hora. Retirar el pollo y seguir cociendo a fuego lento. Cuando esté lo suficientemente frío como para poder manipularlo, retira toda la carne y devuelve la piel, los huesos y el cartílago a la olla. Desmenuza el pollo y colócalo en un recipiente.

Cocer a fuego lento durante unas 12 a 18 horas. Esto está bien si lo haces durante la noche. Sólo asegúrese de que apenas se está cocinando a fuego lento. Añadir agua si es necesario.

Cuando esté lo suficientemente frío, utilizando un colador de malla fina (si tiene un separador de grasa, también puede utilizarlo; si no, raspe la grasa cuando esté frío y el caldo esté gelatinoso al día siguiente antes de utilizarlo), cuela el líquido y desecha los sólidos. Ponlo en un recipiente y guárdalo en la nevera.

Si utilizas una olla a presión digital, coloca los ingredientes y el pollo en la olla a presión. Si no caben todos los trozos de pollo, no te preocupes. Cierre la tapa y programe el fuego manual, alto, durante 18 minutos. Libere la presión con la mano o de forma natural.

Retirar el pollo. Añadir los trozos restantes y cocinar durante 20 minutos, a presión alta manual. Retirar la carne y añadir los huesos, la piel y el cartílago después de soltar la presión.

Poner la cocción en manual alto durante 120 minutos. Deja que se relaje de forma natural.

Si no va a utilizar el pollo, simplemente ajuste el tiempo de cocción a 120 minutos. A continuación, libere la presión de forma natural.

Siga las instrucciones finales para el uso de la olla arriba.

Sugerencias: Puedes mezclarlo añadiendo jengibre, cebolla y ajo, y zanahorias y apio. Añádelas unos 20 minutos antes de que termine la cocción. Añada hierbas en los últimos cinco minutos si lo desea.

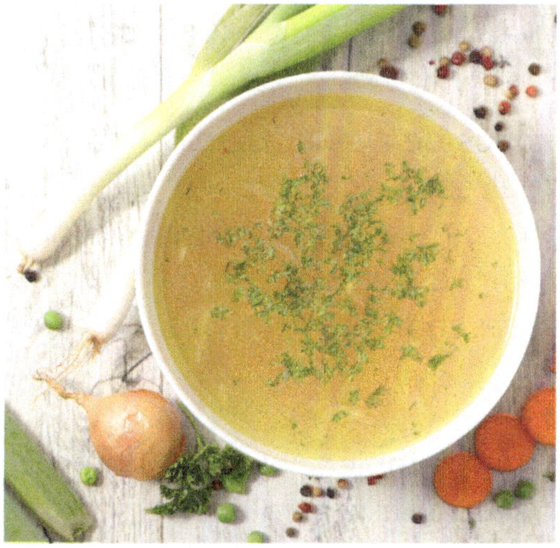

CALDO DE VERDURAS

Nos parece que es mejor hacerla con antelación fresca cada semana, en lugar de congelarla. Es súper rápido y fácil, así que no tendrás que dedicar mucho tiempo a prepararlo.

Además, ¡puedes ser frugal! Sólo tienes que guardar los recortes de las verduras mientras haces otras comidas y congelarlos para usarlos en un eventual caldo.

Ingredientes:

- 1 cebolla picada
- 2 zanahorias picadas
- 2 tallos de apio picados
- Ramitas de tomillo (opcional)
- Ramitas de perejil (opcional)
- 1 hoja de laurel
- 2-3 dientes de ajo picados
- 1 puerro (especialmente la parte verde, opcional)
- 1 chirivía (opcional)
- Rodaja de miso blanco suave
- Un puñado de setas (opcional)
- 2 litros de agua

Preparación:

Coloca los ingredientes en una olla y cúbrelos con agua. Lleva a fuego lento y déjalo durante unos 30-45 minutos. Deja que se enfríe. Cuela y desecha los sólidos. Si lo deseas, puedes cocerlo para que quede más concentrado. Esto hace que sea un poco más eficiente para almacenar, en términos de espacio, en la nevera. También puedes usar menos agua para que las verduras apenas queden cubiertas. Sólo tienes que compensar con agua extra cuando cocines o bebas. Encontrarás tu línea base de sabor si haces esto último. Para usar la olla a presión, cocínala en manual, a fuego alto, durante 6 minutos (10 como máximo) para contener los sabores más frescos. Libere la presión manualmente o deje que se libere naturalmente. Si es de forma natural, sugerimos 6 minutos de cocción.

Sugerencias: Siéntase libre de añadir más hierbas u otras verduras. Sólo manténgalo simple. El hinojo es una excelente adición. También puedes jugar con las cantidades de los ingredientes que añadas, para tener un caldo con diferentes matices.

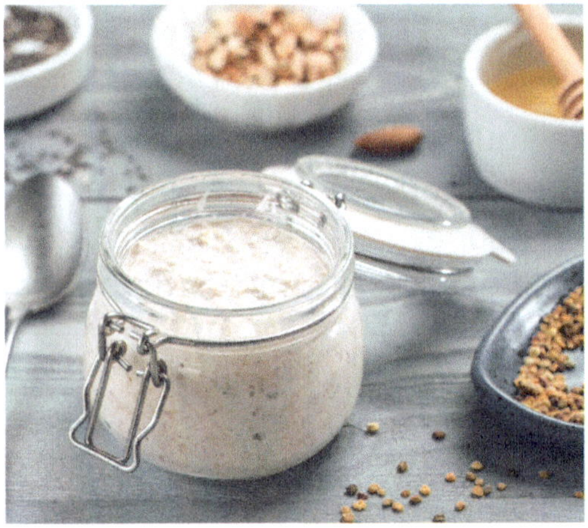

AVENA PARA LLEVAR

Con estos copos de avena, puedes hacerlos salados o dulces. Si quieres, en lugar de leche de frutos secos o leche normal, puedes añadir un caldo casero a estos copos de avena y meterlos en el microondas.

Por supuesto, ¡también puedes hacerlos dulces! Esta receta sirve para dos personas.

Ingredientes para la avena salada:

- 1 taza de avena cortada a la antigua/acero
- 1 ½ taza (más si se desea) de caldo de huesos o verduras fuerte
- Una pizca de pimienta negra
- Pizca de cúrcuma (opcional)
- Pizca de cebolla en polvo (opcional)
- Pizca de ajo en polvo (opcional)
- Pizca de jengibre molido (opcional)
- Pollo desmenuzado (opcional)
- Hierbas frescas (opcional)

Preparación:
Hay un montón de opciones. Puedes mezclar y combinar estos ingredientes, dejarlo puro o echarlo todo.

Sólo tienes que añadirlo todo a la avena, removerlo y cocinarlo en el fuego durante unos 5 minutos si se trata de avena cortada al acero o a la antigua, o hasta que alcance la textura deseada. O bien, póngala en el microondas durante 2 ó 3 minutos. Remover y servir.

Ingredientes para la avena normal:

- 1 taza de avena
- 1 ½ taza de agua o leche o leche de nueces

Preparación:

Siga los pasos indicados en la receta salada. Espolvorear con canela de Ceilán o rociar con miel cruda o jarabe de arce si se desea, o incluso con puré de alimentos para bebés.

Sugerencias: Para la avena normal, pruebe a añadir chía, o rocíe con miel cruda o jarabe de arce. Para los salados, añade un "té" de jengibre casero (jengibre remojado en agua hirviendo). O limón y jengibre (igual que el "té" de jengibre), o cúrcuma. La chía también está bien aquí.

Nota: Se puede guisar fácilmente la fruta de hueso, las manzanas o las peras para hacer un puré de frutas; basta con escaldarlas primero, pelarlas y cocerlas en rodajas en un poco de agua hasta que se deshagan. Triturar o batir. La fruta congelada también sirve para esto. Es ideal para acompañar el yogur o la avena en el desayuno, la merienda o un postre rápido.

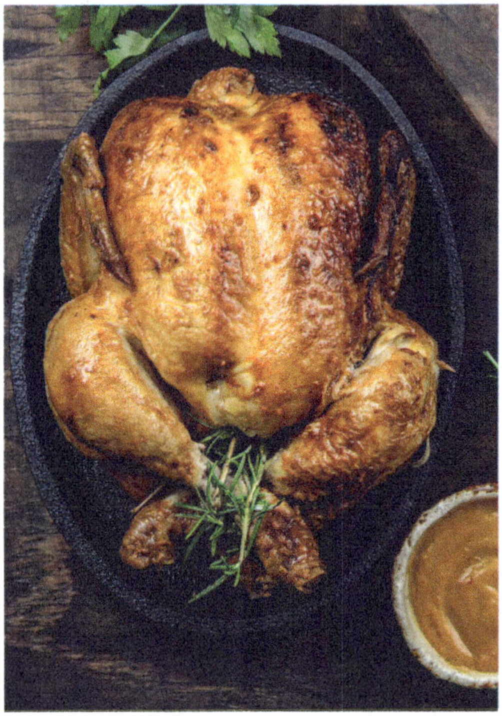

POLLO ASADO

El pollo asado es un favorito de siempre. Es fácil y está delicioso. Lo mejor es que el pollo asado es muy versátil y puedes cambiar el sabor rellenándolo con diferentes hierbas, especias y/o sabores cítricos. Es básicamente el pequeño vestido negro de tu mundo de recetas.

Y es el plato que sigue dando. Puedes tomarlo como comida caliente, añadirlo a la pasta o a las alternativas a la pasta, tomarlo como guarnición de los huevos, o de las verduras al vapor, o en un sándwich. Las posibilidades sólo están limitadas por tu instinto y tu imaginación.

Como siempre, trate de conseguir el mejor pollo que pueda comprar. Especialmente si el ave es criada en pastos. Cuesta más, puede que obtengas un poco menos, pero tu estómago te lo agradecerá. Son mejores para ti y saben mejor. Esta receta sirve para cuatro personas.

Ingredientes:

- 1 pollo ecológico/criado en pastos
- 1 limón partido por la mitad
- Un manojo de hierbas a elección
- 1 cabeza de ajo, cortada por la mitad
- Caldo de pollo casero (¾ de taza)
- Como guarnición: puré de patata y batata, verduras al vapor

Preparación:

Precalienta tu horno a 425F. Prepara una sartén (es preferible una buena de hierro fundido). Forrar una bandeja de horno con papel para hornear. Enjuaga el pollo por dentro y por fuera y sécalo con una toalla de papel. Rellene la cavidad con hierbas de su gusto (tomillo, estragón o perejil son excelentes), limón y ajo.

Vierta el caldo en el fondo de la sartén y coloca el pollo encima. Cocine sin tocarlo durante 15 minutos. Baje el fuego a 375F y continúe cocinando, rociando a menudo si lo desea, durante otros 35 a 50 minutos. Retirar del horno y dejar reposar, cubierto con papel de aluminio o papel de hornear.

Prepara el puré, cuece las verduras al vapor y sirve (o repártelo para el resto de la semana). Si no lo preparas como asado, espera a que el pollo se enfríe y córtalo en trozos, reservando los huesos de la espalda y la cavidad torácica para añadirlos al caldo de huesos cuando lo vuelvas a preparar.

Puedes guardar los jugos, colados, y quitar la grasa y luego reducirlos para una simple salsa si lo haces como comida asada más adelante en la semana.

Sugerencias: Como se ha dicho, puedes utilizar el pollo para cualquier comida rápida. Con tacos, con huevos, con una ensalada o simplemente con verduras al vapor. Sírvelo en un sándwich, en una pizza casera, en la pasta, o utilízalo como complemento para una sopa sustanciosa o un guiso rápido.

Nota: Redúcelo o aderézalo con diferentes combinaciones de sabores. Prueba con anís estrellado, lima y jengibre y espolvorea con cúrcuma, ajo en polvo, una pequeña pizca de sal y comino molido y semillas de cilantro para darle un toque. ¡Atrévete!

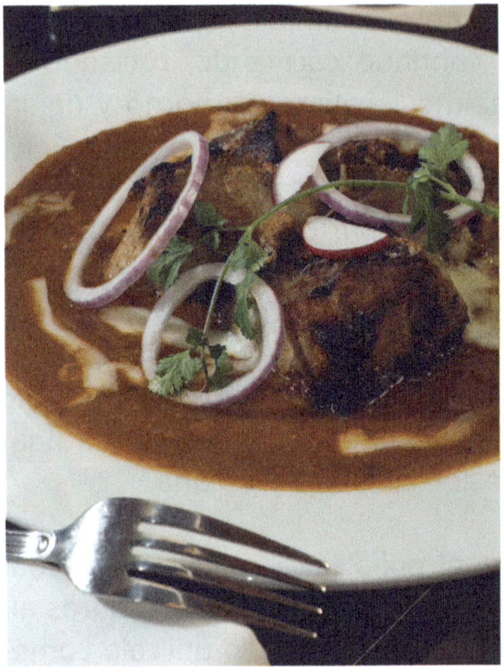

CERDO ASADO A FUEGO LENTO

La carne de cerdo asada a fuego lento es otro regalo que sigue dando. Puede animar sopas, ensaladas, guisos, salsas para pasta, tacos, pizza y mucho más.

Puedes engañarlo como una hamburguesa descuidada con queso fundido por encima y cualquier otro añadido que tu sistema particular pueda soportar mientras esté en remisión (hojas tiernas, espinacas al vapor, cebolla en polvo, mayonesa, ketchup, tomate e incluso pepino).

Esta receta rinde entre 8 y 10 tazas.

Ingredientes:

- 4lb de paleta de cerdo, con hueso
- ¼ de cucharadita de sal marina del Himalaya
- ¼ de cucharadita de azúcar de coco
- ¼ de cucharadita de pimienta negra (si se tolera)
- 2 tazas de caldo de huesos o agua
- 6 dientes de ajo enteros sin pelar (opcional)

Preparación:

Coloca la rejilla en la ranura inferior del horno. Precalienta el horno a 325F. Frote la carne de cerdo por todas partes con sal, azúcar y pimienta. En un horno holandés (o en una olla grande resistente al horno con tapa), coloca la carne de cerdo y el caldo o el agua, tápalo y méealo en el horno

Calienta el caldo y viértalo sobre la carne, y luego tápala y cocínala durante dos horas sin molestarla. Después de dos horas, comprueba cada media hora durante otras dos horas, o hasta que la carne esté tierna hasta el hueso.

Esto puede llevar menos tiempo, dependiendo del horno y del peso de la carne. Cuando esté lo suficientemente fría como para poder manipularla, retira la carne de cerdo y los trozos de cerdo que haya en la olla, y desmenúzala con los dedos o con dos tenedores, desechando la grasa y el hueso por el camino.

Guarde el líquido de cocción si lo desea. Cuela y guarda para una salsa para mojar (retira la grasa después de ser refrigerada, usando un separador de grasa, cuele y luego vierta sobre la carne). Guárdalo en un recipiente hasta que lo necesite o le entren ganas de picar.

Sugerencias: Se puede hacer exactamente la misma receta con cordero, pero omitiendo el azúcar y añadiendo ajo fresco o ajo en polvo y romero. ¿Vegetariano? Prueba con tubérculos asados a fuego lento, sin tapar, durante aproximadamente una hora o en caldo de verduras (si no lo eres pero quieres ir sin carne, utiliza el caldo de huesos), un poco de miel cruda en lugar del azúcar y juega con tus especias y hierbas: prueba con yuca, patata, boniato, zanahorias, remolacha, etc. También puedes probar diferentes variaciones como la berenjena.

Nota: Sirve para fantásticas sustituciones en tacos, nachos, enchiladas, para un bocadillo rápido de pastelería, carne de cerdo para picar, ensaladas, mezclado con una salsa para la pasta o incluso en un risotto. Las posibilidades son infinitas.

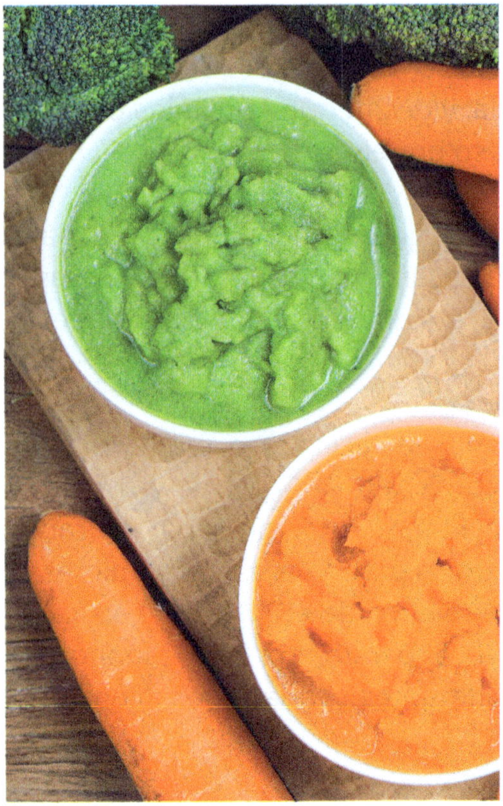

PURÉS RÁPIDOS PARA TENER A MANO

- Puré de boniato
- Calabaza
- Pimiento rojo
- Patata y chayote
- Hinojo
- Zanahoria
- Calabacín
- Lenteja roja
- Guisante verde partido
- Espinacas
- Calabaza
- Patata
- Berenjena
- Remolacha

Todos ellos son muy sencillos. Para hacer cualquiera de estos purés, basta con cubrir la verdura con suficiente agua y cocinarla hasta que esté tierna del todo. Entonces, ¡hazlo puré!

Con las lentejas y los guisantes, sigue las instrucciones del paquete. Puedes hacerlos con verdura a la vez o mezclarlas según tus preferencias. Todas ellas son estupendas para convertirlas en sopas, bases de sopas, hacer purés o utilizarlas como adiciones a los guisos.

Puedes hacer un puré, congelarlo en bandejas de hielo y luego transferirlo a una bolsa con "zip" o cierre hermético, y etiquetada, para facilitar su uso posterior.

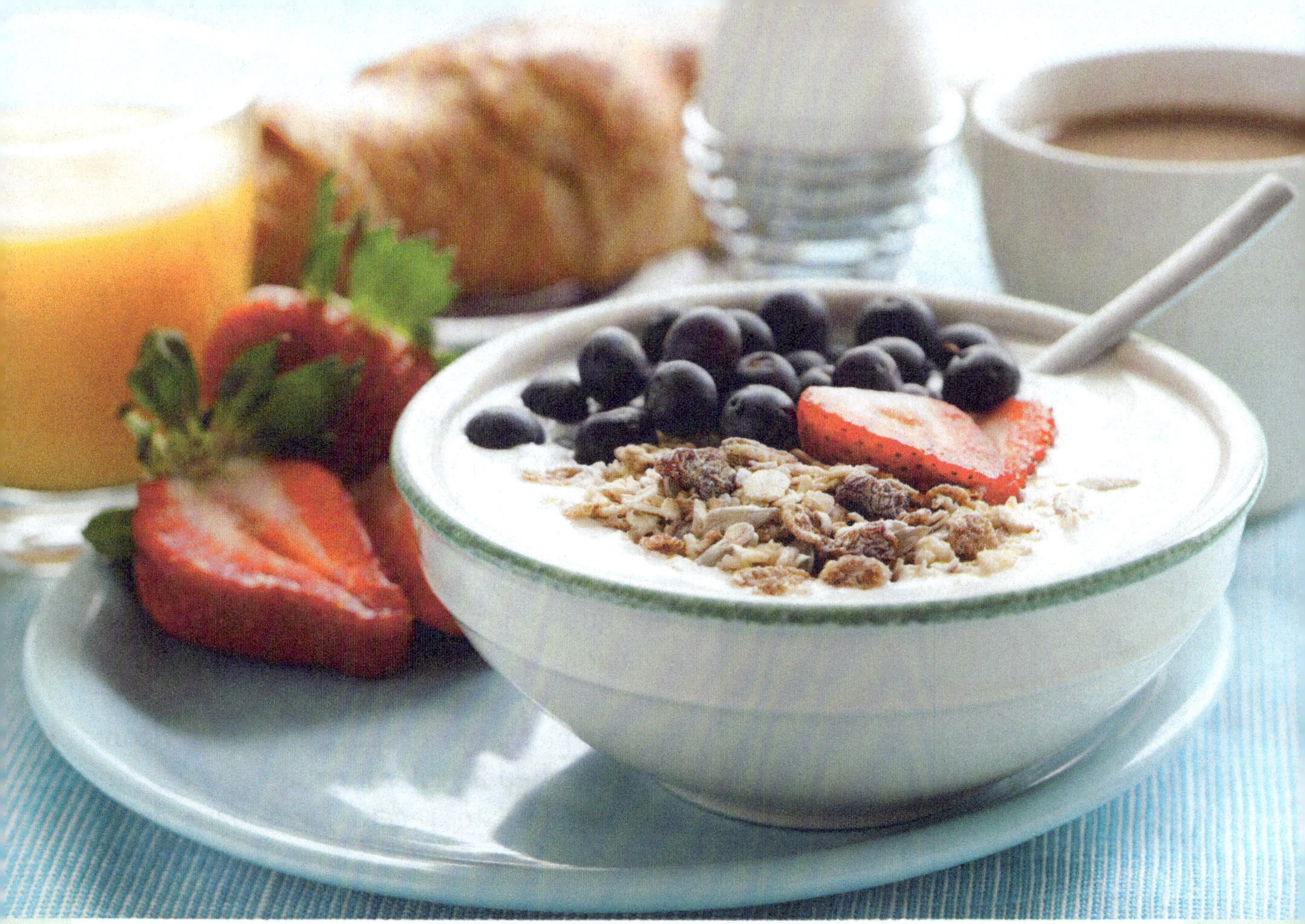

DESAYUNO A CUALQUIER HORA DEL DÍA

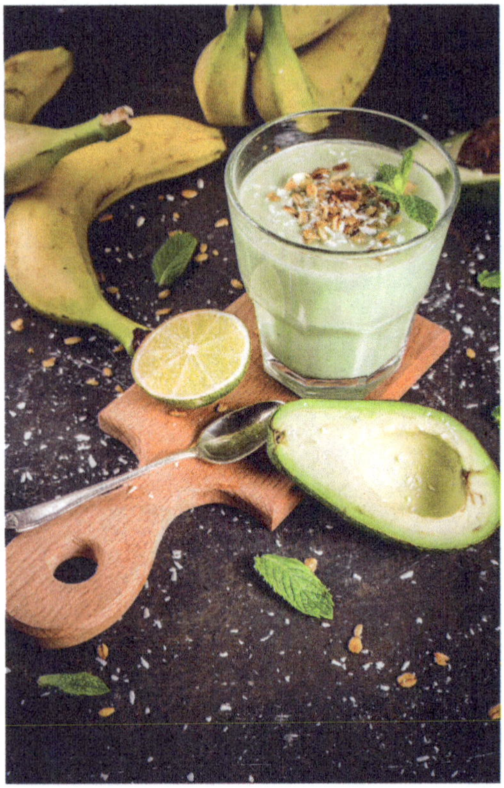

AVENA, YOGUR Y MANZANA CON ENSALADA Y AGUACATE

A estas alturas ya habrás adivinado que somos grandes fans de la avena. Son súper buenos para ti y perfectos durante un brote, o cuando te sientes bien y en remisión.

En este punto, si ya puedes tolerar las hojas, consigue hojas tipo *baby*. O, prueba una ensalada de hierbas baby. Esto es tan sencillo que ni siquiera es una receta, así que simplemente prepara tu avena y toma lo que puedas tolerar o te guste como guarnición. Esta receta sirve para cuatro personas.

Ingredientes:

- 2 tazas de avena
- 4 tazas de leche/leche de avena/agua
- Canela de Ceilán
- Pimienta negra
- 2 tazas de salsa de manzana
- 2 tazas de yogur griego natural
- Puñados de hojas
- Aguacate
- Zumo de limón
- Aceite de oliva virgen extra

Preparación:

Mezcla tus hierbas o verduras con un poco de aceite de oliva y zumo de limón. Corta y rebana tu aguacate y rocía con el aderezo sobrante, o espolvorea con pimienta negra.

Cocer la avena según el paquete o utilizando nuestro método, añadir una pizca de canela y pimienta negra si se desea.

Dividir la avena entre cuatro cuencos y, a continuación, colocar en uno más grande la ensalada o las hojas tiernas o las hierbas y el aguacate.

Cubre un tercio de la avena con salsa de manzana. Cubre el siguiente tercio con el yogur. Espolvorear con canela de Ceilán. Disfruta.

Sugerencias: Disfruta del bol con menta, melocotón pelado o nectarina, plátano y ensalada de arándanos. Añade un chorrito de jarabe de arce o miel cruda. Pruébalo en dos porciones más pequeñas: por la mañana con un huevo a tu manera y una tostada sin gluten, y luego a media mañana o como segundo desayuno (todo el mundo necesita un segundo desayuno) con la ensalada y el aguacate. O dividirlo en dos con la avena, y a media mañana con el aguacate, o simplemente utilizar una tostada con mantequilla de aguacate.

Nota: Haz tu propia salsa de fantasía pelando y guisando una manzana con un par de clavos de olor o una pizca de clavo molido y luego hazla puré. Es perfecto con yogur, o con yogur y avena para el desayuno, una merienda o un postre fácil.

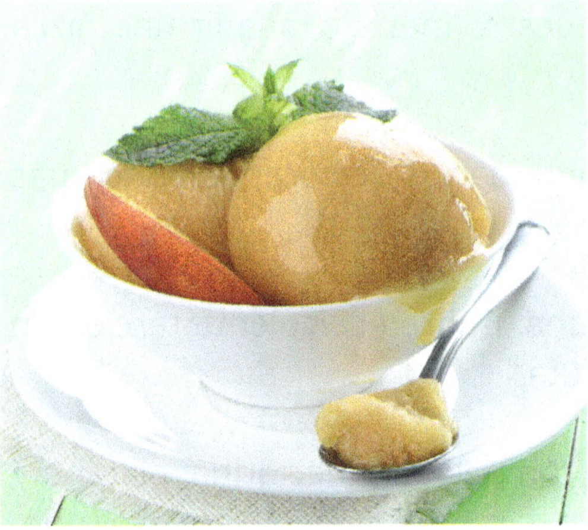

MELOCOTONES CON CREMA

Esta es otra receta que no es una receta. Es una versión más dulce que la anterior, pero igual de deliciosa.

Siéntete libre de jugar. Esta receta sirve para cuatro personas.

Ingredientes:

- 2 tazas de avena
- 4 tazas de leche, leche de frutos secos
- Puré de melocotones (puré en dados con zumo natural y sin azúcar añadido, o puré de melocotones para bebés)
- 8 rebanadas de pan sin gluten o 1 rebanada de pan de pita sin gluten
- Cúrcuma
- Azúcar de coco
- Canela de Ceilán
- Pimienta negra
- Yogur griego integral de vainilla y arce

Preparación:

Cocinar los copos de avena siguiendo nuestras instrucciones o las del envase. Cuando estén hechos, sírvelos en cuencos con el puré en un tercio, el yogur en un tercio, y el pan tostado o las tostadas de pita espolvoreadas con un poco de la cúrcuma, el azúcar, la canela y la pimienta negra (aproximadamente 1/8 de cucharadita de cada uno, o una pequeña pizca). Rociar las tostadas o el último tercio del bol con miel cruda o jarabe de arce.

Sugerencias: Precalentar el horno a 250-275F y forrar una bandeja con silicona o papel de horno. Colocar trozos cortados o rasgados del pan de pita. Cocinar hasta que estén ligeramente dorados/secos, unos 10 minutos (dependiendo de su horno). Puede espolvorear su mezcla de especias antes o después de hornear.

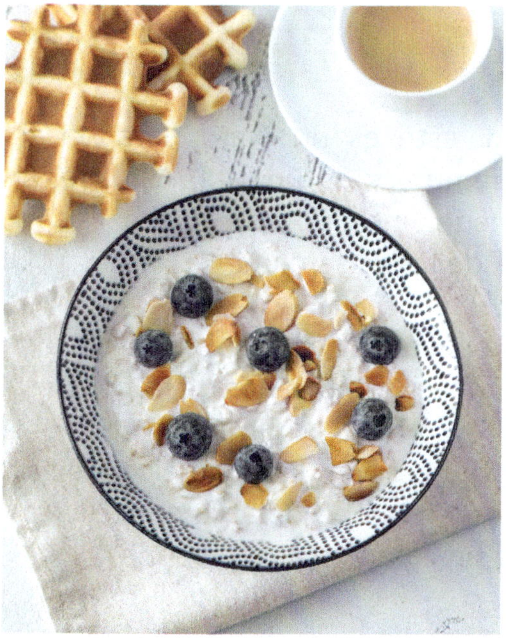

BIRCHER MUESLI CON LECHE DE ALMENDRAS, PLÁTANO, ARÁNDANOS Y COPOS DE CACAO

La leche de almendras es deliciosa y añadirla a tu bol de muesli empieza a parecer que estás comiendo algo que no deberías. Ten por seguro que no es así. Este es un gran plato de verano, pero puedes disfrutarlo todo el año si lo deseas. Pero siempre es mejor cuando las bayas están en temporada y, por lo tanto, son más baratas. Pero a veces se necesita esa vacación mental invernal a los tiempos de verano.

Aunque el yogur es tradicional, la leche de nueces le da un toque más ligero, añadiendo al verano del plato. Esta receta sirve para seis personas.

Ingredientes:

- 20 oz de leche de almendras
- 5,5 oz de avena laminada
- 1 oz de semillas de chía
- 1 onza de miel cruda y más para servir
- ½ cucharadita de pasta de vainilla
- ½ cucharadita de canela de Ceilán, y más para servir
- Un puñado de arándanos, para servir
- Plátano en rodajas, para servir
- Plumas de cacao, para servir

Preparación:

Combina la leche de almendras, la avena y la chía y añade la miel, la canela y la vainilla. Cúbrelo y refrigéralo toda la noche, o hasta 3 días si estás preparando la comida. Cuando esté listo para comerlo, sácalo de la nevera y deja que pierda un poco de ese frío de la nevera, ponle encima fruta y plumillas de cacao, rocíalo con un poco de miel cruda y una generosa pizca de canela de Ceilán. ¡Que lo disfrutes!

Sugerencias: Cubrir con mantequilla de nueces casera y plátano, y espolvorear con cacao en polvo. Prueba con una mezcla de diferentes frutas. Las frutas de hueso (como el mango o las cerezas) serían excelentes con un zumo reducido de frutos rojos.

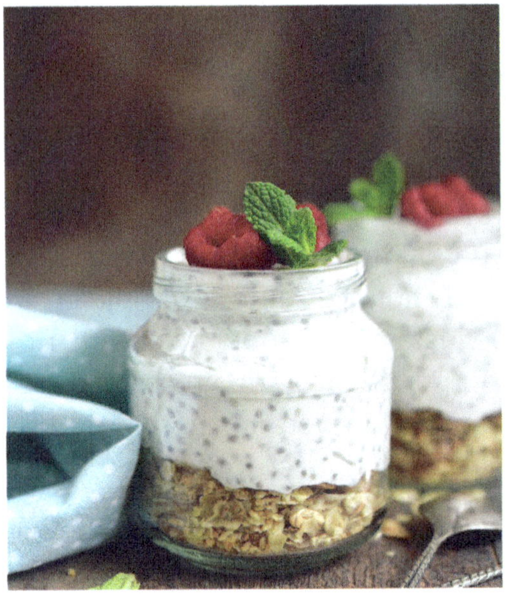

CUENCO DE CHÍA-AVENA

En realidad, este es un plato para hacer antes de tiempo, y es portátil. Así que, si quieres, puedes incluirlo en tu preparación de comidas de fin de semana.

Este tipo de cuencos no sólo son deliciosos, sino que también están llenos de nutrientes.

Siéntete libre de omitir el caramelo y rociar con un poco de jarabe de arce si lo desea. Esta receta sirve para cuatro personas.

Ingredientes:

- 20 oz de leche de macadamia, sin azúcar, sin sabor o "natural
- 3,5 oz de copos de avena
- 1.8oz de copos de cebada
- 1,5 onzas de semillas de chía
- 1 cucharada de jarabe de arce
- 1 ½ cucharadita de pasta de vainilla
- Una pizca de canela de Ceilán
- Yogur griego, natural, para servir
- Albaricoques, melocotones, ciruelas, nectarinas y cacao en rodajas
- Salsa de caramelo de arce
- 5.5oz de jarabe de arce
- ½ naranja, exprimida

Preparación:

Mezclar la leche de macadamia, la cebada, la avena y la chía, y añadir la vainilla, el sirope de arce y la canela. Cúbrelo y mételo en la nevera toda la noche, o hasta 3 días. Cuando esté listo, déjalo reposar y prepara el caramelo de arce.

Para ello, hierve el almíbar en un cazo hasta que se oscurezca y espese durante 2 o 3 minutos, entonces retira del fuego y añade el zumo. Tenga cuidado porque puede salpicar. Remover la mezcla.

Dividir la avena y cubrirla con el yogur en una mitad (o ponerlo a un lado) y la fruta, y luego rociar con la salsa o el sirope de arce.

Sugerencias: Prueba con alguna crema de trigo mezclada u otros cereales que sean buenos para ti y para tu CU. Y siéntete libre de jugar con diferentes frutas. Puedes usar plátanos y mango y luego rociar con mantequilla de frutos secos con infusión de cacao (bate tu mantequilla de frutos secos con cacao en polvo y un poco de sirope de arce). Sueña a lo grande.

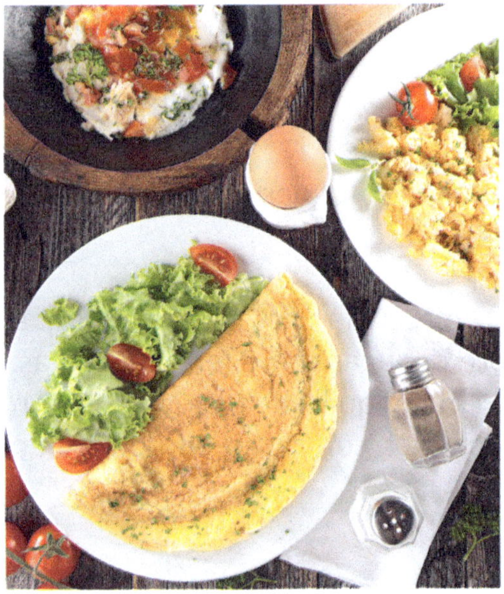

HUEVOS DE CUATRO MANERAS

Los huevos son las centrales de nutrientes de la naturaleza. Una vez que los domines, podrás combinarlos con cualquier cosa para hacer tu propio desayuno.

También tenemos un montón de pequeñas recetas extra para probarlos. ¡Esperamos que disfrutes de estas cuatro formas diferentes de hacer huevos!

Preparación del revuelto suave:
Una sartén antiadherente es la herramienta más fácil en este caso. Hay muchas y excelentes en el mercado. Los únicos ingredientes que necesitarás son:

- 2 huevos
- ¼ de cucharadita de mantequilla o alternativa a la mantequilla

Bate los huevos y resérvalos. Poner el fuego a medio-bajo. No cocine demasiado los huevos. Derrita la mantequilla en la sartén. Debe ser suficiente para cubrir la sartén. Añade los huevos batidos en el centro de la sartén, observa cuando los bordes empiecen a cuajar, coge tu espátula (la silicona es excelente) y empuja suavemente los huevos.

El objetivo es dejar que se cocinen hasta que adquieran una consistencia cremosa, así que no los voltees ni los revuelvas demasiado. La suavidad es el nombre del juego. En cuanto pasen de estar líquidos a estar cuajados, retira los huevos del fuego, sazónalos y sírvelos.

Método al horno:
Hay dos tipos de huevos al horno: uno en el que se hacen abolladuras en una salsa o un plato espeso como dhal, judías negras guisadas o un guiso sobrante a elección y luego se espolvorea con queso si se quiere.

Hornear durante 10-18 minutos (puede ser más corto o más largo y obviamente a su gusto con los huevos) y luego servir. Esta receta es para el otro tipo. Se hornea sólo el huevo. Es perfecto para una merienda o para uno, dos o seis. Un ramekin pequeño o una bandeja para muffins (la grande es buena) va a ser tu herramienta de trabajo. Querrás tener los siguientes ingredientes:

- Aceite de oliva en spray
- 2 huevos
- ½ cucharadita de yogur natural (opcional)
- Espolvorear queso duro como cheddar, pecorino o parmesano (opcional)
- Pimienta negra

Precaliente su horno a 350F. Rocíe los dos moldes que utilizará. Rompe un huevo en cada uno. Puedes decidir poner un poco de yogur y queso por encima. Colócalos en el horno y cocínalos de 9 a 20 minutos, dependiendo de si los quieres súper suaves o duros.

Si quieres cocinarlos con antelación, cocínalos durante 9 minutos y mételos en la nevera, luego caliéntalos en el microondas durante unos 45 segundos, dependiendo del microondas. Son perfectas para picar o para ponerlas encima de guisos salados calientes, o con una ensalada o pescado o lo que te apetezca.

Método escalfado:

- 2 huevos

Pon una cacerola grande con agua salada a hervir a fuego lento y luego reduce la temperatura. Rompe un huevo en un bol y tenlo preparado. Haz girar el agua y crea un remolino en la cacerola, y luego desliza el huevo en el agua.

Escalfar hasta que esté blanco, unos 2 o 3 minutos. Retirar con una espumadera y escurrir. Repite la operación con el otro huevo.

Método hervido:

- 2 huevos

Coloca los huevos en una cacerola con tapa hermética. Cúbrelos con agua fría. Lleva los huevos a ebullición y apague el fuego. Tápalos y déjalos durante 10-18 minutos antes de escurrirlos y sumergirlos en agua fría.

Puede cocerlos unos minutos menos o más, según tus preferencias. Conservar con cáscara en la nevera hasta 3 días. Después, pelar y comer o pelar y servir. O simplemente servir directamente del agua caliente.

Para probar:

Con salsa de pimientos rojos— Asa un par de pimientos rojos, enfríalos, quítales las semillas y la piel y pícalos en trozos grandes. Añade a estos el ajo en polvo o un diente de ajo, zumo de limón (un chorrito o dos), pimentón, pimienta negra y aceite de oliva virgen extra al gusto.

Mezclar hasta obtener una pasta. Sírvelo con huevos a tu manera, verduras pequeñas (o verduras pequeñas al vapor), yogur y algunas aceitunas kalamata picadas. Prueba a añadir una o dos cucharadas de yogur, aceitunas y un poco de orégano a los pimientos rojos antes de mezclarlos.

Con avena con queso y aguacate aliñado— Prepara tu avena con leche, y toma un puñado de queso duro rallado mixto, cheddar blanco rallado, pecorino rallado o parmesano rallado. Cocina según las instrucciones que aparecen aquí. Puedes añadir un poco de yogur natural para darle un toque final.

Sírvelo con un huevo de tu elección, aguacate en rodajas con una lima, aceite de oliva, aderezo de pimentón y eneldo (ponlo en un frasco y agítalo, bebé agítalo. A nosotros nos gusta más el picante que el aceite, pero ajusta las proporciones para satisfacer las necesidades de tu CU y tu paladar). Sazona ligeramente.

Con salchicha casera— Pollo, pavo, cordero o cerdo molidos, hierbas mixtas o hinojo molido y pimentón. Sazonar. Mezclar con un procesador de alimentos. Hacer un rollo en forma de salchicha. Enfriar en la nevera. Calentar un poco de aceite en una sartén y freírlas hasta que estén bien hechas. Si se rompen, no te preocupes.

Sírvelas con verduras al vapor o con los vegetales que prefieras. O incluso con avena con queso/sabrosa. Y, obviamente, el huevo de su elección. O, simplemente, toma la salchicha y los huevos y unas tostadas sin gluten con mantequilla de aguacate.

Con patatas fritas caseras de boniato y cebada— Cocina la cebada según las instrucciones y utiliza caldo de huesos o caldo de verduras y hierbas en lugar de agua. Trocea y calienta en el microondas trozos de boniato hasta que estén tiernos. En una sartén con un poco de aceite rico en Omega 3, saltea hasta que estén dorados y empiecen a romperse.

Sazona con cúrcuma y pimentón, pimienta negra y una pizca de sal e incluso ajo y cebolla en polvo. Mrs. Dash es un excelente aditivo de sabor para estos sin el sodio. Sírvelo con una tostada sin gluten y un huevo de tu elección.

Con verduras al vapor y salmón— Precaliente su horno a 425F en una pequeña fuente de horno con tapa, coloque el salmón en papel de hornear y sazone con un poco de limón y sal marina. Envuelve. Hornea durante unos 15 minutos. Sirve con mantequilla de aguacate, pan tostado sin gluten, verduras y zanahorias al vapor y un huevo de tu elección.

Sin jamón— Come los huevos a tu manera con tu carne de cerdo desmenuzada, pollo en rodajas, rodajas de boniato asado y verduritas al vapor o ensalada de hierbas.

Con puré de guisantes y albahaca— Con una batidora/procesador de alimentos/horquilla, combina guisantes tiernos con ajo o ajo en polvo, albahaca picada, aceite de oliva virgen extra, y úntalo en una tostada sin gluten con el huevo que elijas (corta tu huevo cocido) y espolvorea con pecorino rallado. Una combinación del puré y la mantequilla de aguacate o sólo la mantequilla de aguacate sería estelar.

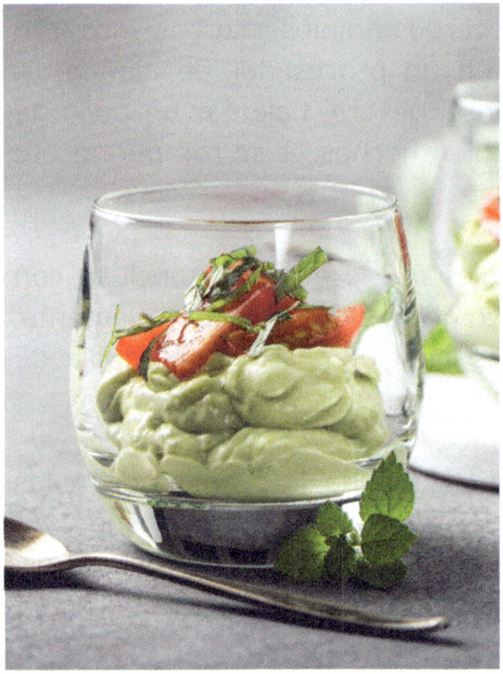

ENSALADA ULTRA VERDE CON PURÉ DE AGUACATE

Estás en remisión y te sientes bien. Puedes comer los alimentos que no puedes durante un brote. Así que, ¿por qué no empezar el día con una verdadera explosión de energía nutricional? Esta receta contiene todo lo bueno.

Y lo mejor es que puedes preparar la mayor parte de la receta con antelación para poder prepararla cuando te apetezca. Aunque es un gran plato de verano, también se puede comer en cualquier momento del año.

Especialmente si vives en un lugar donde los aguacates están disponibles (y no son excesivamente caros) durante todo el año. También se puede comer esto para la cena, o el almuerzo también.

Ingredientes:

- 2 tazas de col rizada pequeña
- 2 tazas de espinacas tiernas
- 1 taza de brócoli en rodajas
- 1 taza de calabacín en rodajas
- 1 taza de remolacha blanca o dorada pelada y afeitada o cortada en rodajas finas
- 1 cucharada de vinagre de sidra crudo
- 1 limón, exprimido
- 1 cucharadita de tamari
- 1 cucharada de aceite de oliva virgen extra
- Un puñado de menta, cilantro y perejil, arrancados
- Espolvorear copos de chile (opcional)

Puré de aguacate

- 1 ½ aguacate picado
- 1/3 de taza de suero de leche o yogur bien agitado con un poco de agua para que tenga una consistencia espesa y líquida
- 2 cucharaditas de aceite de oliva virgen extra
- 1 cucharada de zumo de limón
- Una buena pizca de ajo en polvo o un diente de ajo

Preparación:

Licuar todos los ingredientes del aderezo de aguacate y reservar. Cocer al vapor todos los ingredientes en montones si tiene una vaporera de bambú o en el microondas. Colócalos en un plato.

Mezclar el aceite, el tamari, el zumo y el vinagre, sazonar y agitar bien. Rociar sobre las verduras frescas cocidas al vapor. Servir con el puré de aguacate y las hierbas esparcidas.

Sugerencias: Si puedes soportarlo, toma las verduras crudas. Prueba a mezclar todos los ingredientes y poner el puré en una tostada sin gluten con la ensalada encima.

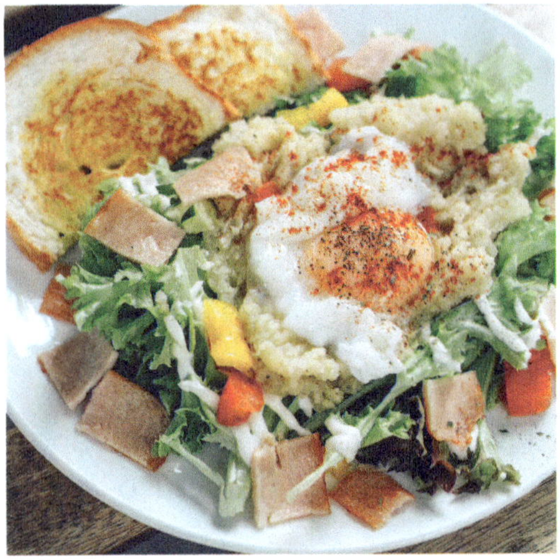

ENSALADA PARA EL DESAYUNO

¿Dos ensaladas en el desayuno? ¿Por qué no? Por supuesto, los ingredientes pueden cambiarse para adaptarse a tus necesidades.

No dude en cocer las verduras al vapor si lo necesita para sus necesidades específicas. Los huevos están escalfados, pero puedes utilizar cualquiera de los cuatro métodos que hemos mencionado antes. Esta receta sirve para cuatro personas.

Ingredientes:

- 1 taza de brócoli cocido al vapor y enfriado
- 2 tazas de hojas de col rizada pequeña
- 1 cucharada de zumo de limón, fresco, o más al gusto
- 3 cucharaditas de aceite de oliva virgen extra
- 2 cucharadas de eneldo, menta y perejil picados
- 2 aguacates, cortados en dados
- 2 cebolletas, cortadas en rodajas finas (opcional)
- 4 huevos
- 7oz de queso de cabra o feta
- Mantequilla de frutos secos para servir

Preparación:

Corta el brócoli en rodajas finas. Combínalo con la col rizada pequeña, el zumo, el aceite, el aguacate, las hierbas y la cebolleta, si la utilizas, sazona y mezcla suavemente. Escalfar los huevos según nuestro método y reservar. Repartir el queso en cuencos, poner la ensalada encima y servir con el huevo escalfado como corona, con mantequilla de nueces a un lado y una tostada sin gluten con mantequilla de aguacate.

Sugerencia: Prueba a hacer una ensalada de hierbas con hierbas baby en lugar de las hojas baby..

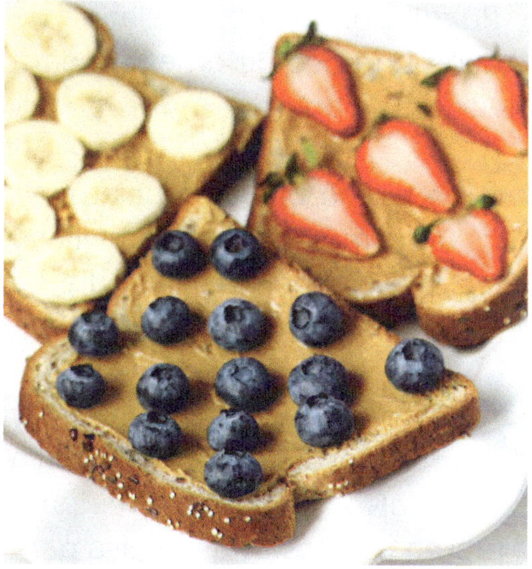

MANTEQUILLA DE NUECES, TOSTADAS Y FRUTA

Cuando estás en remisión es importante reincorporar los alimentos que son buenos para ti y pueden ayudarte.

Pero el camino para sentirse bien puede tener baches, y a veces algunos de nosotros somos simplemente sensibles a los alimentos. Esta receta es ideal para todo eso. También es deliciosa y buena para ti.

Ingredientes:

- ½ libra de frutos secos a elegir
- 1 plátano
- 1 rebanada de melón/otro melón
- 1 manzana pelada
- Un puñado pequeño de uvas
- Pequeño puñado de arándanos
- 4 rebanadas de pan sin gluten
- cacao en polvo

Preparación:

Prepara tu mantequilla de frutos secos según nuestra receta, o si la has hecho con antelación, prepara tu recipiente.

Corta el plátano, pela una manzana y corta el melón y las uvas (si son grandes) en los tamaños deseados. Mezcla suavemente. Tuesta el pan. Mientras el pan tostado hace lo suyo, pon la ensalada de frutas en un plato pequeño con una generosa porción de tu mantequilla de frutos secos. Espolvorea con un poco de cacao en polvo, corta la tostada y colócala al lado, y sirve.

Sugerencias: Añada yogur, natural o de vainilla. Puede probarlo con gelatina de fruta clara, un poco, si lo desea, o miel cruda. Añade un poco de omega 3 para untar a tu tostada para darle un toque más. Cambia los melones.

Utiliza pera pelada en lugar de manzana. La fruta de hueso blanda y pelada en verano, ligeramente sobremadura y hecha puré, es un complemento maravilloso para el plato y puede utilizarse en lugar de la gelatina para empezar el día de forma más saludable pero igual de deliciosa.

¿No quieres tostadas? Consigue un poco de pan plano de coco o sin gluten y córtalo en cuñas y hornéalo hasta que esté seco. Puedes probarlos con un poco de canela de Ceilán o polvo de cúrcuma o cacao en polvo (mezcla los tres para una aventura emocionante), y utilizarlos como si fueran patatas fritas y salsa para el desayuno (esto también es genial con yogur).

Consejo: Para quitar la piel de los frutos secos tostados, frótalos o enróllalos en un paño de cocina limpio de algodón o lino.

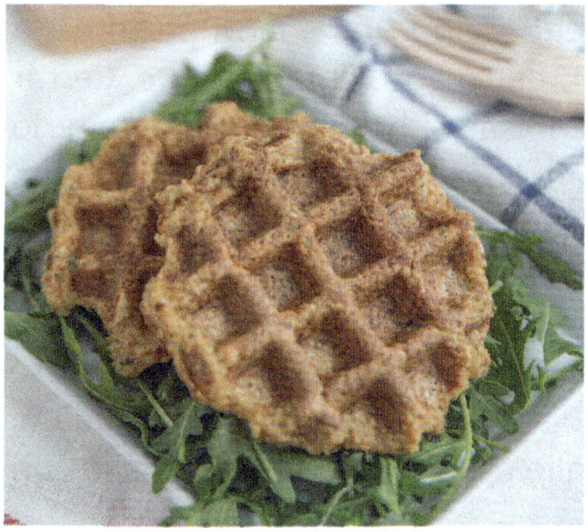

GOFRES DE PATATA

¿Gofres de patata? Por qué no!, es lo que decimos. Un delicioso y sabroso desayuno.

Ingredientes:

- 3 patatas grandes tipo russet u otras patatas harinosas
- 1 cucharada de mantequilla derretida
- 2 cucharadas de aceite de oliva
- 3 cebollas grandes, cortadas en rodajas finas
- 3,5 oz de queso gruyere, rallado
- Carne de cerdo desmenuzada o verduras asadas, para servir

Preparación:

Cocer las patatas al vapor en una vaporera, hasta que estén tiernas (pincharlas con una brocheta para comprobarlo). Apartarlas hasta que puedan soportar su calor. Pelarlas y rallarlas en un bol. Sazonar y mezclar con la mantequilla.

Calentar el aceite en una sartén a fuego medio y añadir las cebollas, cocinar, tapadas, removiendo de vez en cuando durante unos 45 minutos hasta que estén dulces y doradas y caramelizadas. Sazonar y retirar del fuego.

Tenga el horno a baja temperatura y una bandeja de horno forrada de silicona a mano. Si tiene una gofrera, póngala a temperatura alta, o utilice sartenes de hierro fundido, ambas calientes. Con las sartenes, y utilizando guantes, rocíe la sartén con aceite, añada una cuarta parte de la mezcla extendida hasta aproximadamente media pulgada de grosor, cubra con una hoja de papel para hornear y luego coloque la segunda sartén encima. Cocinar durante unos 5 minutos por lado, hasta que estén dorados y crujientes.

Con la plancha de gofres, rocía bien con el aceite y pon una cuarta parte de la mezcla. Extiende hasta un grosor de medio centímetro aproximadamente. Cerrar y cocinar hasta que estén dorados y crujientes. Pasar al horno para mantenerlo caliente y repetir. Servir caliente con las cebollas, el queso rallado y una guarnición de huevos a su manera y carne de cerdo desmenuzada, o verduras al vapor.

Sugerencias: Mezclar las verduras de raíz. Cualquier cosa que pueda ser harinosa o a la que puedas añadir una harina como la de garbanzo o patata te ayudará. Experimenta. Además, disfruta con trozos de pollo asado frío o con avena, ¡o con una ensalada!

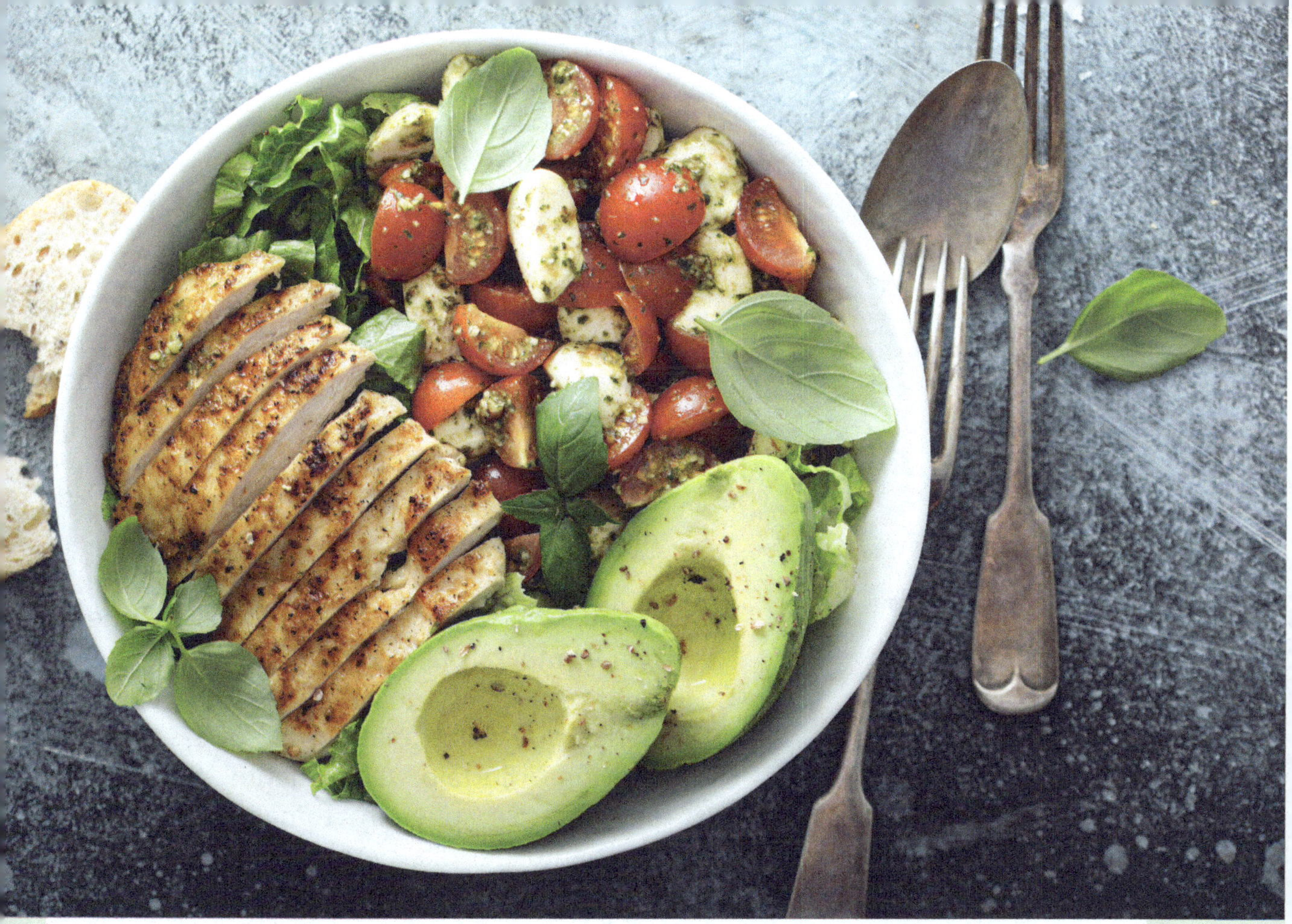

NO TODO ES PAN (ALMUERZO/COMIDA LIGERA)

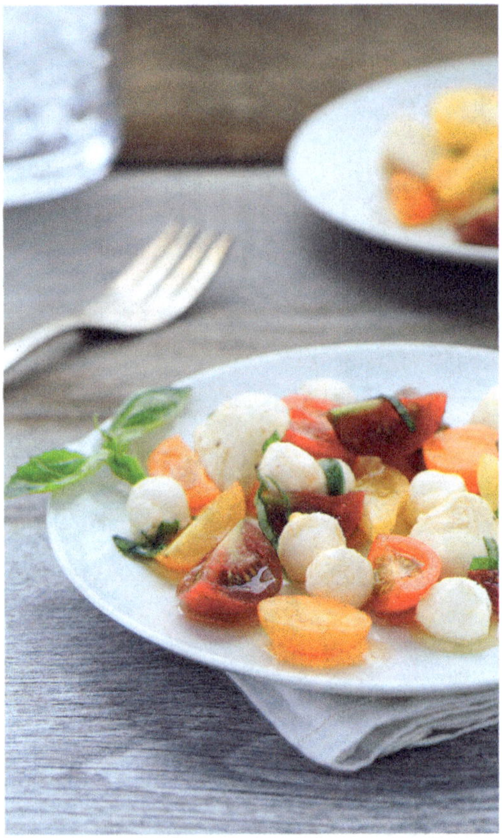

NO TODO ES PAN (ALMUERZO/COMIDA LIGERA)

El almuerzo es importante. Tienes que comer. Y sabemos que algunos de vosotros tenéis que evitar esto y aquello, pero si sois nuevos y aún no mostráis signos de malestar, podéis ir probando poco a poco. Recomendamos ir con lo más en línea con alguien que trata de manejar o disminuir un brote.

Dicho esto, cuando estás en remisión, puedes comer muchos alimentos diferentes, a menos que sean un desencadenante para ti. Eso lo tienes que solucionar tú, así que si algo no funciona, córtalo. Obviamente, todas estas comidas se pueden tomar en cualquier momento del día, pero el almuerzo es ideal para llevarlo.

Recomendamos el pan sin gluten, pero si eso no es un problema para ti en la remisión, entonces come el pan que puedas. Siempre hay que buscar alternativas a cosas como los envoltorios y el pan.

Si no toleras el maíz, hay alternativas para las tortillas de maíz (y puedes hacer tus propios chips de tortilla en el horno o en la freidora).

Una cosa que sí mantenemos es que, independientemente de lo que adquieras, compra lo mejor posible con la lista de ingredientes más limpia y corta. El pan blanco blando está lleno de azúcares y carbohidratos simples y cosas que no necesitas. Es mucho mejor optar por un estilo de panadería adecuado en el que los ingredientes incluyan cosas como levadura, harina, agua y sal. El azúcar o los colorantes no deberían estar en esa lista. Y busca la harina de espelta en el pan, ya que es excelente para ti. Acostúmbrate a leer las etiquetas.

Coberturas de pan:

- Mantequilla de aguacate, lechuga, pollo asado o cerdo cocinado a fuego lento, pimiento rojo asado
- Mantequilla de aguacate, pollo, estragón, berros
- Mantequilla de aguacate, huevo cocido picado y aplastado, berros
- Tostadas de mantequilla de aguacate, aguacate, lima, cilantro, pollo asado o cerdo cocinado a fuego lento, queso feta o Cotija
- Aguacate machacado con limón, huevo cocido, cebollino, pimentón, lechuga o espinacas
- Albahaca, mozzarella fresca, tomate (opcional), pimiento rojo asado, añadir pollo asado o cerdo cocinado a fuego lento con antelación
- Mantequilla de aguacate, espinacas, berenjena asada (asada a fuego lento en el horno hasta que esté untuosa y se derrita), cordero cocido a fuego lento
- Mantequilla de aguacate, atún en lata, limón y ajo (mezclados cuidadosamente con el atún), berros
- Verduras asadas y mantequilla de aguacate y pimentón

Sin pan:

- Huevo cocido, atún, aceitunas, hojas, zumo de un limón, un poco de aceite de oliva virgen extra
- Pechuga de pollo asada de antemano, ligeramente calentada (escalfada) en caldo de huesos cargado de hierbas frescas (eneldo o estragón, u orégano), un poco de zumo de limón (opcional) y servida sobre arroz, o
    - granos
    - verduras asadas con antelación
    - verduras al vapor
    - ensalada
- Ensalada verde sencilla con hojas, pepino, tomates o pimientos asados, aguacate, cebolla roja raspada escaldada
- Caldo de huesos para beber a sorbos
- Caldo de verduras para tomar a sorbos

- Risotto (tarda unos 18 minutos en la cocina y no es difícil) con cebolla salteada hasta que se ablande en aceite de omega-3, caldo de huesos o caldo de verduras, pollo preparado de antemano o cerdo cocido a fuego lento o verduras asadas, hierbas frescas, parmiagana rallada
- Ensalada griega rápida de aceitunas kalamata, cebolla roja escaldada, tomate pelado y sin semillas (escaldado, pelado y sin semillas), pepino pelado y sin semillas, queso feta, pimienta negra, ½ diente de ajo finamente picado, orégano
- Ensalada de lentejas, pimiento rojo, calabacín asado, zanahoria asada, boniato asado y espinacas
- Ensalada tibia de patatas con patatas tibias salteadas en aceite de omega 3 y caldo de huesos. Y un toque de limón, eneldo y pimentón. Con chucrut probiótico mezclado con manzana e hinojo raspado

Todo lo que te apetezca vale. Y recuerda que incluso si es una tostada con mantequilla de nueces o una tostada con mantequilla de aguacate, está más que bien.

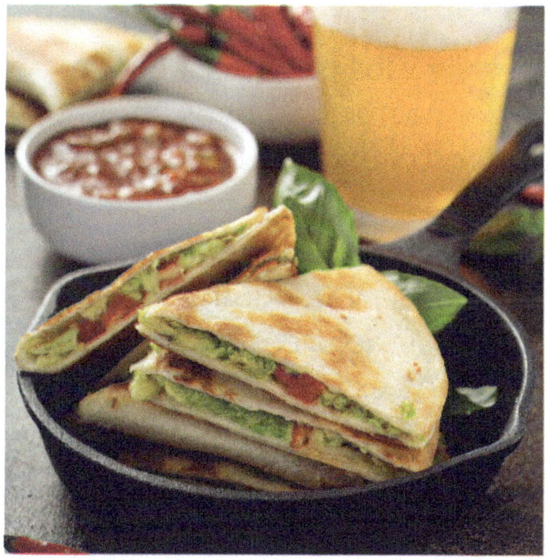

QUESADILLA VEGANA

No tiene por qué ser vegano. Puedes hacerlo vegetariano, pescatariano o con algo de carne.

Esto depende de ti. Es una receta bastante fácil y abierta para que puedas ajustarla a tu gusto y al de tu UC. Esta receta sirve para cuatro personas.

Ingredientes:

- 2 chiles poblanos
- 1 pimiento rojo
- 1 camote
- 8 tortillas de harina o tortillas alternativas sin gluten
- ½ taza de queso vegano rallado (o cheddar blanco fuerte para los no veganos)
- ½ taza de frijoles rojos o negros o quinoa o lentejas
- ¼ de taza de cebollas picadas

Salsa de tomatillo

- 2 tomatillos
- 1 diente de ajo
- 1 jalapeño entero

Guacamole rápido:

- 1 aguacate
- 1 diente de ajo
- 2 limas
- Cilantro
- Sal
- Gajos de lima, para servir
- 1 chile jalapeño, sin semillas y desvenado y picado si se desea, para servir
- Yogur natural vegano o normal, para servir
- Cilantro, para servir

Preparación:
Precaliente el horno a 425F y ase los poblanos y el chile y los camotes. Retire el pimiento y el chile cuando estén cocidos y dorados/ennegrecidos, unos 20 minutos. Voltee todo un par de veces. Cubra el pimiento y el chile con una envoltura de plástico y déjelo a un lado.

Baja el fuego a 375F y asa el boniato, dándole la vuelta una vez, durante otros 15-20 minutos. Pinchar para ver si está blanda y cocida del todo. Debe sentirse como si estuviera atravesando la mantequilla. Retirar, y cuando esté lo suficientemente frío, pelar y cortar en trozos grandes.

Mientras tanto, pon los ingredientes de la salsa en una cacerola con un poco de agua. Cuando estén blandos, desechar el chile y hacer un puré. Añadir un poco de sal. En el procesador de alimentos (o con un machacador, en cuyo caso se pican los ingredientes primero), agrega todos los ingredientes y el jugo de las limas, procesa toscamente. Tapar y reservar y preparar todos los ingredientes.

Cuando esté lo suficientemente frío como para tocarlo, pelar y quitar las pepitas al pimiento y a los chiles. Mezcla los frijoles negros, el pimiento, el chile, el boniato y las cebolletas.
Coloca las tortillas y en una mitad, espolvorea el queso y la mezcla de boniato. Dobla por la mitad. Cocinar en una sartén caliente de base pesada. Servir con los acompañamientos.

Sugerencias: Añadir carne desmenuzada o salmón fresco escalfado. Prueba con una mezcla de verduras asadas. También puedes alargarlo para un par de comidas tomando uno más ensalada y arroz.

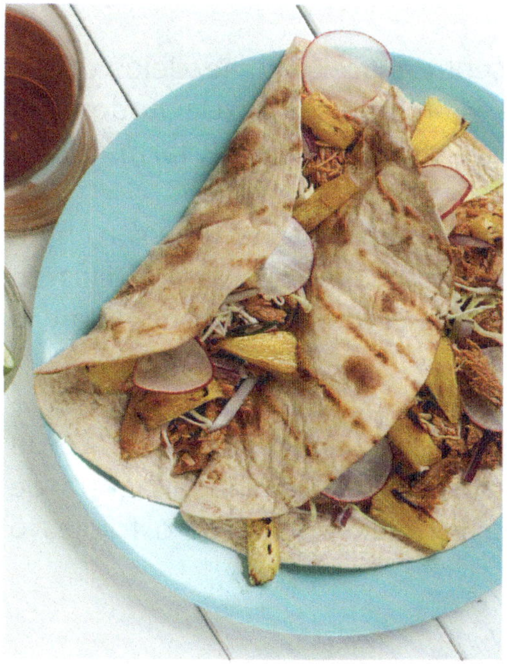

TACOS DE CERDO Y PIÑA

Esta receta es una adaptación de una que hizo popular el famoso chef neozelandés Ben Shewry. Estos tacos son fáciles y deliciosos.

Si quieres, puedes simplificarlo utilizando la carne de cerdo cocinada a fuego lento con antelación. La piña es muy buena para ti y para tu CU.

Si no te gusta o no la toleras, prueba con una mezcla de nectarina y kiwi pelados con zumo de lima. Esta receta sirve para ocho personas.

Ingredientes:

- ¼ de piña, pelada, descorazonada y picada (o mezcla mencionada, aproximadamente 1 taza)
- 8 tortillas de maíz o de coco

Salsa verde:

- 1 cucharada de pimiento verde
- Una pizca de hojuelas de pimiento rojo
- ½ tomatillo (uno pequeño)
- 1/3 de taza de cilantro
- 2 cucharaditas de zumo de lima
- Pizca de sal y azúcar de coco

Carne de cerdo con piña:

- 5 dientes de ajo, finamente picados
- 1 cucharadita de chipotle en adobo, picado
- 7 onzas de jugo de piña fresco (o de mango con un chorro de limón)
- 5 cucharaditas de vinagre de sidra de manzana crudo
- ½ cucharadita de comino molido
- 2 cucharaditas de orégano
- ½ cucharadita de pimentón dulce
- 1 cerdo (el cuello es bueno), cortado en trozos pequeños/tiras
- 3 cucharaditas de aceite neutro con omega 3

Preparación:
Combine los ingredientes para la marinada, excepto el aceite, y mézclelos con la carne de cerdo, y déjela marinar durante 4 minutos. Mezcle todos los ingredientes de la salsa verde hasta que esté suave y reserve (hace ½ taza).

Escurra la carne de cerdo y mézclela con el aceite. A fuego alto en una sartén de hierro fundido, cocine por tandas durante 1-2 minutos. Caliente las tortillas en una sartén. Cubre con una cucharada de la carne de cerdo, un poco de piña y la salsa y sirve.

Sugerencias: Las sobras de piña se pueden utilizar con la carne de cerdo preparada en una ensalada de hojas verdes, aderezada con una vinagreta de limón, aceite de oliva y ajo. Hazlo una comida y sírvelo con arroz o frijoles o quinoa.

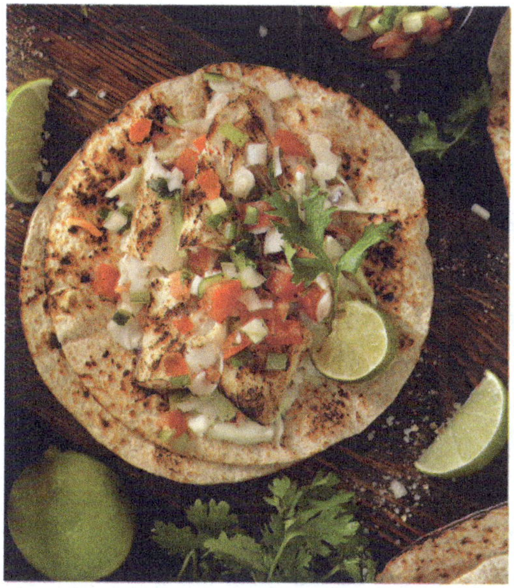

TACOS DE PESCADO A LA PARRILLA

Los tacos son geniales. Son una comida rápida y en su mayoría son saludables (especialmente si no los haces cargados de restaurantes de cadena).

Y son tan versátiles que puedes jugar con los ingredientes, haciéndolos veganos, vegetarianos o lo que quieras. Para esta receta, puedes utilizar cualquier tipo de pescado fresco que te guste, o incluso gambas. Esta receta sirve para cuatro personas.

Ingredientes:

- 1 libra de filetes de pescado blanco (o salmón) frescos y sin piel, cortados en cubos
- 1 cucharada de aceite de aguacate
- 1 limón, exprimido
- 8 tortillas de maíz o de coco o sin gluten
- 1 taza de chucrut probiótico
- Yogur griego natural

Salsa de pimientos rojos:

- 1 pimiento rojo, asado, cortado en dados
- 1 tomate escaldado, sin piel, sin pepitas y cortado en dados
- 2 cucharadas de zumo de lima
- Un chorrito de aceite de oliva
- Una pizca de escamas de pimiento rojo (opcional)

Guacamole:

- 2 aguacates picados
- ¼ de taza de zumo de lima
- 3 cebolletas, cortadas en rodajas finas
- 2 cucharadas de cilantro picado

Preparación:
Asa el pimiento, cúbrelo con papel film y enfríalo para pelarlo y quitarle las pepitas. Mezclar los ingredientes de la salsa de pimientos y reservar. Pon todos los ingredientes del guacamole con un tenedor.

Reservar, bien tapado. En una sartén de hierro fundido o en la parrilla, a fuego alto, echa el pescado con el aceite y el zumo de limón y sazónalo con un toque de sal, y cocínalo, dándole la vuelta una vez, durante 8-10 minutos.

Calentar las tortillas y cubrirlas con el pescado, el kraut, el guacamole, un chorrito de yogur y cubrirlas con un poco de salsa y servir.

Sugerencias: Pruébalo con alubias y aguacate, o con verduras asadas. La carne de cerdo cocida a fuego lento puede ser un excelente sustituto del pescado.

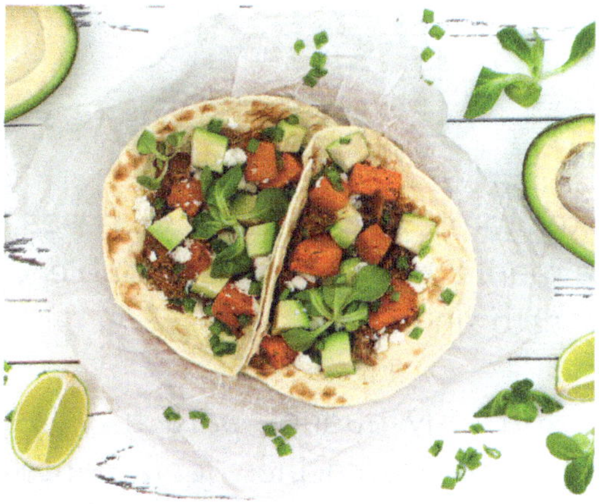

TACOS DE BATATA Y AGUACATE

Otro plato de tacos que es rápido y versátil. También puedes hacerlo vegano. Y prueba a cambiar la verdura principal y utilizar lentejas negras para una nueva versión. Yum. Sirve para cuatro personas.

Ingredientes:

- 1 batata mediana, cortada en cubos
- Aceite de oliva virgen extra
- ½ cucharadita de pimentón
- ¼ cucharadita de comino
- 8 tortillas de maíz, coco o sin gluten
- 1 taza de frijoles negros

Para servir

- Gajos de lima
- Cebollines, en rodajas

Salsa de aguacate

- ½ taza de yogur griego natural
- 1 aguacate
- 1 diente de ajo
- 1 lima, exprimida
- Pizca de sal rosa del Himalaya
- Escamas de pimienta roja, opcional
-
- Queso Feta o Cotija
- Yogur natural
- Cilantro fresco

Preparación:

Precalentar el horno a 400F, y en una bandeja de galletas forrada con silicona o papel de hornear, esparcir el camote (mezclado con el aceite, el pimentón, el comino y los condimentos) y asarlo hasta que esté dorado, unos 20 minutos.

Mientras se cuece, mezcla los ingredientes de la salsa de aguacate en un procesador de alimentos hasta que esté suave. Cuando todo esté listo, monta con los frijoles negros mezclados con el camote, la salsa de aguacate, los aderezos y la lima.

Sugerencias: Hazte vegano sin queso y utiliza en su lugar un yogur vegetal. Juega con las legumbres y las verduras..

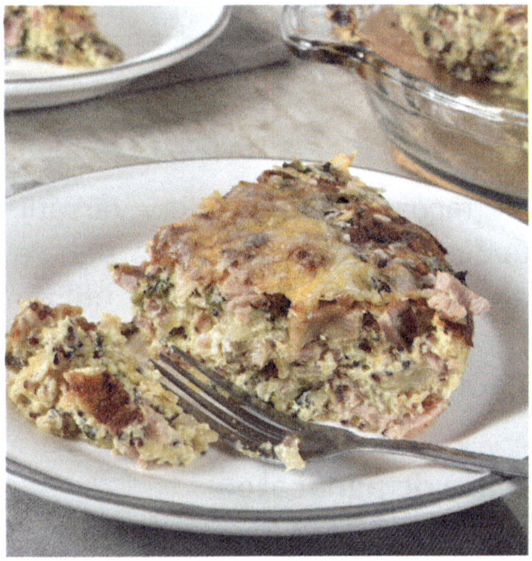

QUICHE DE HINOJO Y PUERROS SIN CORTEZA

Por supuesto, tome la corteza si lo desea, pero es realmente una opción agradable y ligera tomar esto sin corteza.

Los huevos son muy buenos para ti, y los puerros y el hinojo se cocinan lentamente. Utiliza semillas de hinojo molidas para aumentar el sabor del hinojo, y guarda las frondas si las hay. Esta receta sirve para cuatro personas.

Ingredientes:

- 1 puerro, sólo la parte blanca (reservar la parte verde)
- 1 bulbo de hinojo, cortado en rodajas finas y las frondas picadas (reservar las frondas)
- 6 huevos de pasto, ligeramente batidos
- ¼ de queso cheddar o gruyere o una mezcla
- 1 cucharadita de semillas de hinojo molidas
- 1 cucharada de aceite de oliva

Preparación:

Precalentar el horno a 400F. Engrasar ligeramente y enharinar (sacudir el exceso o usar spray para hornear) un molde para quiche o un molde para tartas o forrar con papel para hornear. Saltear lentamente los puerros y el hinojo y las semillas de hinojo molidas durante unos 15 minutos hasta que estén blandos y empiecen a caramelizarse. No pasa nada si algunas son bastante oscuras, ya que le darán más sabor.

Verter en la sartén preparada y esparcir el queso. Sazonar ligeramente los huevos, dar un último batido y verter por encima. Hornear de 15 a 20 minutos. Servir con una ensalada de rúcula y parmesano rallado y limón. O disfrutarla sola.

Sugerencias: Usa una hoja de hojaldre de mantequilla o ½ cantidad de masa quebrada salada casera si desea una base de hojaldre. Puedes jugar con los ingredientes o hacer que sea sólo hinojo, gruyere y queso de cabra.

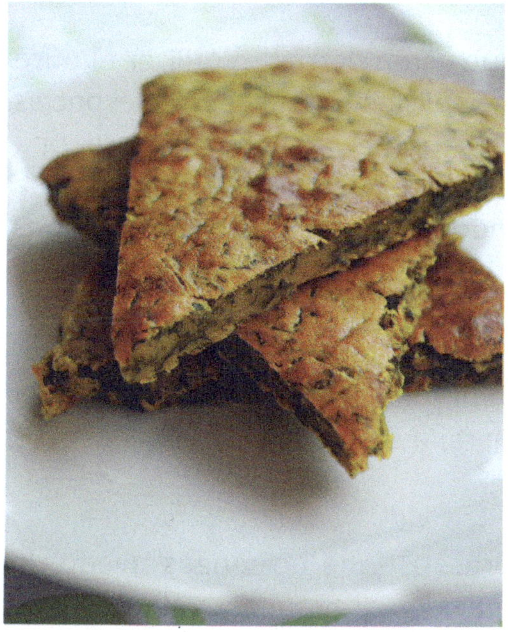

PASTELES DE BONIATO Y GARBANZOS CON JUDÍAS Y MENTA

Puede que hayas notado que muchos de estos ingredientes aparecen una y otra vez, porque son muy buenos para los que tienen CU.

Siéntete libre de cambiar la batata por la calabaza de invierno. Esta receta sirve para cuatro personas.

Ingredientes:

- 28 onzas de batata, picada
- Lata de 14 oz de garbanzos sin sal, enjuagados
- ¼ de taza de harina de uso general/harina de espelta/harina de garbanzos
- 1 ½ cucharadita de comino molido
- 1 ½ cucharadita de cilantro molido
- ½ cucharadita de cardamomo molido
- Aceite de oliva en spray o aceite de coco en spray

Raita

- 1 pepino inglés sin semillas, rallado
- ½ taza de yogur natural
- 1 diente de ajo machacado

Judías & menta

- ½ libra de judías verdes pequeñas francesas, cortadas en diagonal (sustitúyalas por calabacín si lo desea)
- 1 taza de hojas de menta
- Pequeño puñado de brotes de guisantes (opcional)
- 2 cucharaditas de aceite de oliva virgen extra
- 1 limón, exprimido

Preparación:

Hervir las patatas durante 10 minutos o hasta que estén tiernas, o utilizar el puré de boniato preparado de antemano. Triturar y añadir los garbanzos, las especias y la harina. Sazona ligeramente. Precalentar el horno a 400F. Prepare una bandeja para hornear con silicona o papel para hornear. Moldear ¼ de taza de la mezcla en rondas y colocar en la bandeja, rociando con el aceite muy bien ambos lados. Cocinar durante unos 15 minutos o hasta que se doren por cada lado.

Mezclar todos los ingredientes para la raita y reservar. Mientras tanto, cuece las judías en agua hirviendo con sal hasta que estén tiernas. Escurrir y mezclar con el resto de los ingredientes. Servir todo junto con la raita en un cuenco o en cuencos individuales.

Sugerencias: Estos son excelentes para las sobras, así que no tengas miedo de experimentar. Verduras asadas y pollo o cerdo para llevar. Patata y pollo y cerdo. Batata y lentejas o frijoles negros.

Puedes subir o bajar la mezcla de especias a tu gusto. Pruébalos también con arroz. Puedes acompañarlas con una ensalada de berros o verde, o con verduras mixtas al vapor. O completarlo con arroz.

Nota: Si no quieres o no puedes tomar pepino, déjalo fuera y añade zumo de limón (unos cuantos chorros) y cúrcuma, pimentón y comino para un dip diferente pero delicioso. También puedes completarlo con aguacate.

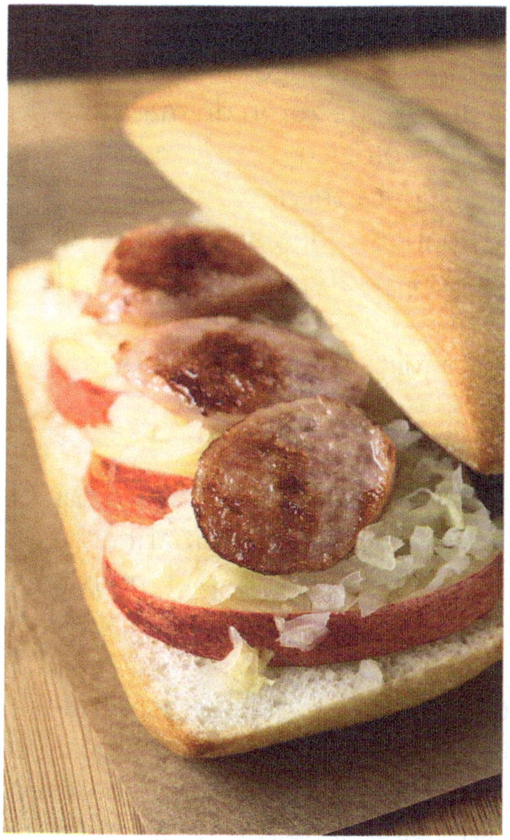

SÁNDWICH DE CERDO ASADO Y CHUCRUT DE MANZANA

Este es un bocadillo delicioso para comer. Asegúrate de usar un chucrut probiótico. Puedes hacerlo tú mismo, pero eso es un proyecto para el otoño o la primavera o incluso el invierno, y si tienes el espacio.

Por suerte, puedes conseguirlo en línea, en una tienda especializada o incluso en la mayoría de los supermercados.

Busca el chucrut que esté envejecido, y uno que no tenga azúcar ni vinagre. Quieres el que se ha preparado por capas con col y sal y luego se ha dejado desarrollar.

No se parece en nada al kraut que te dan en los perritos calientes. Esta cosa tiene más lactobacilos que el yogur, y ayuda a curar y calmar tu CU. Puedes tomar un poco cada pocos días, o en nuestras sopas añadir un poco del jugo de chucrut, también.

A menudo puedes encontrarlo en tiendas y barrios europeos y de Europa del Este. Así que si conoces una buena tienda o charcutería polaca, alemana o austriaca, intenta buscar allí.

Pero hay muchos disponibles en lugares como Amazon si vives en una ciudad pequeña. También puedes buscar en el mercado agrícola local. Esta receta sirve para seis personas.

Ingredientes:

- 5 dientes de ajo
- 2 cucharadas de hojas de romero
- 1 cucharada de granos de pimienta negra
- 2 cucharadas de aceite de oliva
- 2 libras de lomo de cerdo
- 1 ½ manzanas pink lady (¡cómere la otra mitad!) peladas, descorazonadas y cortadas en cuartos
- 1 taza de chucrut probiótico, más 2 cucharadas de jugo
- 1/3 de taza de zumo de manzana puro y ecológico
- Rúcula, para servir
- 12 rebanadas de pan de centeno, de masa madre, de campesino, de espelta
- Mantequilla de aguacate (opcional)

Preparación:

Hacer una pasta en un pequeño procesador de alimentos o en un mortero con el romero, el ajo, los granos de pimienta y ¼ de cucharadita de sal marina hasta obtener una pasta suave. Y frote en la carne de cerdo (si deja la piel, márquela con un cuchillo afilado).

Caliente el horno a 425F y asa durante 15 minutos en una bandeja de asar (puede forrarla con papel de hornear si lo desea) con la manzana y rocíe con los jugos y el aceite. Reducir el fuego a 350F y asar durante 40-45 minutos. Retire de la bandeja de asar, cubra sin apretar con papel de aluminio y deje la carne de cerdo a un lado, luego córtela en rodajas finas.

Añadir el chucrut y triturar con los jugos de la sartén y la manzana. Untar el pan con la mantequilla de aguacate, si se utiliza, y cubrirlo con la mezcla de manzana y chucrut. Poner encima la carne de cerdo y la rúcula. Cubre con el último trozo de pan untado con la mezcla de chucrut de manzana.

Sugerencias: ¿Tienes prisa? Utiliza la carne de cerdo preparada de antemano con un poco de pimentón, y calienta en el microondas los trozos de manzana y tritúralos con algunos jugos de la carne de cerdo (déjalo reposar unos cinco minutos) y el jugo del chucrut y prepara tus sándwiches de esta manera.

Nota: Puedes guardar el relleno para otros sándwiches durante la semana, mezclado con fideos (sin gluten o de trigo sarraceno si los necesitas). O simplemente como una mezcla con una ensalada o incluso en un taco (añade la rúcula e incluso el jugo de chucrut del yogur).

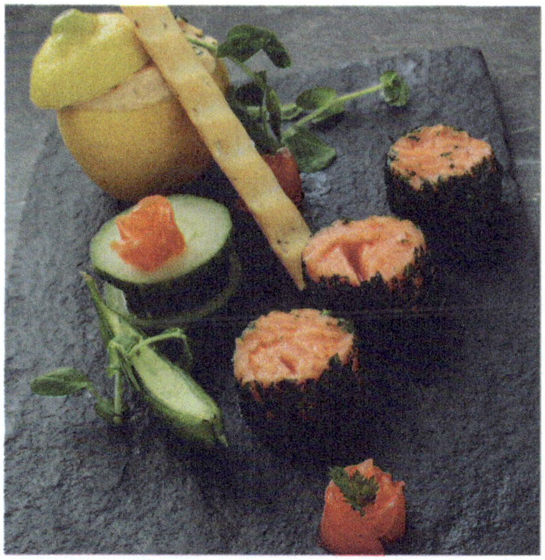

KASHA Y TRUCHA DE MAR ESCALFADA

Esta es una gran receta, pero no es necesario usar trucha de mar. El salmón sería bueno aquí.

El kasha, trigo sarraceno tostado, es excelente para ti. Así que intenta tener un poco por a mano. Esta receta sirve para cuatro personas.

Ingredientes:

- 2 tazas de kasha
- 4 calabacines, cortados a lo largo
- 1 libra de trucha marina o salmón, escalfado en caldo de huesos o agua
- 1 taza de perejil
- 1 taza de eneldo
- 2 limones, con la cáscara rallada y el zumo
- 1 cucharada de aceite de oliva virgen extra, y más para untar
- Yogur, para servir

Preparación:

Escalfar el pescado a fuego lento durante unos 15 minutos. Retirar y dejar enfriar. Mientras tanto, cocer la kasha en agua hirviendo con sal (o caldo de huesos) durante 8-10 minutos. Escurrir y dejar enfriar.

Mientras se cuece la kasha, calentar una sartén a fuego alto, pincelar los calabacines con aceite y cocinarlos 2-3 minutos por cada lado. Mezclar todo con el zumo y el aceite, y servir con el yogur.

Sugerencias: Si lo quieres vegetariano, utiliza otras verduras asadas. Las zanahorias o la chirivía serían excelentes en este caso.

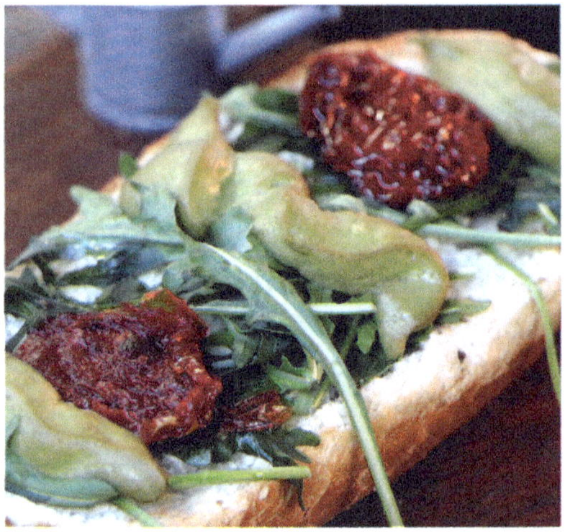

SÚPER ENSALADA SANDWICH

Este es un fantástico sándwich de ensalada, lleno de cosas excelentes para ti y tu CU. Y está delicioso.

¿Lo hemos mencionado? Porque lo es. Esta receta sirve para seis personas.

Ingredientes:

- 7 onzas de garbanzos
- 1 limón
- 1 cucharada de aceite de oliva virgen extra
- 1 diente de ajo pequeño
- 12 rebanadas de pan de centeno grueso
- 2 achicorias pequeñas, cortadas en rodajas finas
- 1 remolacha, en juliana
- 1-2 pepinos persas, cortados en juliana
- 2 tomates maduros, pelados y sin pepitas, cortados en dados
- ½ cebolla roja, cortada en rodajas finas
- 4 rábanos, cortados en juliana
- 1 taza de menta
- 1 taza de perejil

Zanahorias con chucrut

- 2 zanahorias ralladas
- 1 taza de chucrut sin apretar
- Una pizca de escamas de pimienta roja

Aderezo de aguacate-tahini-yogur

- 2 cucharaditas de tahini
- 1 aguacate machacado
- ½ taza de yogur griego natural
- ¼ de taza de zumo de limón

Preparación:
Unos 20-30 minutos antes de hacerlo (o la noche anterior), combina las zanahorias, el pimiento rojo y el chucrut. Tápalo (también puedes añadir la cebolla si quieres rebajar la intensidad para tu barriga) y resérvalo. Mezclar el zumo de limón, el ajo y los garbanzos y reservar.

En un procesador de alimentos, mezclar todos los ingredientes del aderezo hasta que esté suave. Extiende el aliño sobre un lado del pan y cubre con la achicoria, el chucrut de zanahoria, los garbanzos, la remolacha, el pepino, el tomate, la cebolla (a menos que esté con las zanahorias), los rábanos y las hierbas. Salpimentar ligeramente al gusto y cubrir con el resto del pan.

Sugerencias: Si sólo quieres esto para uno o dos sándwiches, entonces reduce a la mitad todos los ingredientes, o haz una ensalada con los ingredientes sobrantes de la ensalada.

También puedes añadir un poco de pollo o cerdo preparado o verduras a un lado para una comida completa. Lo mejor. Sobras. Jamás.

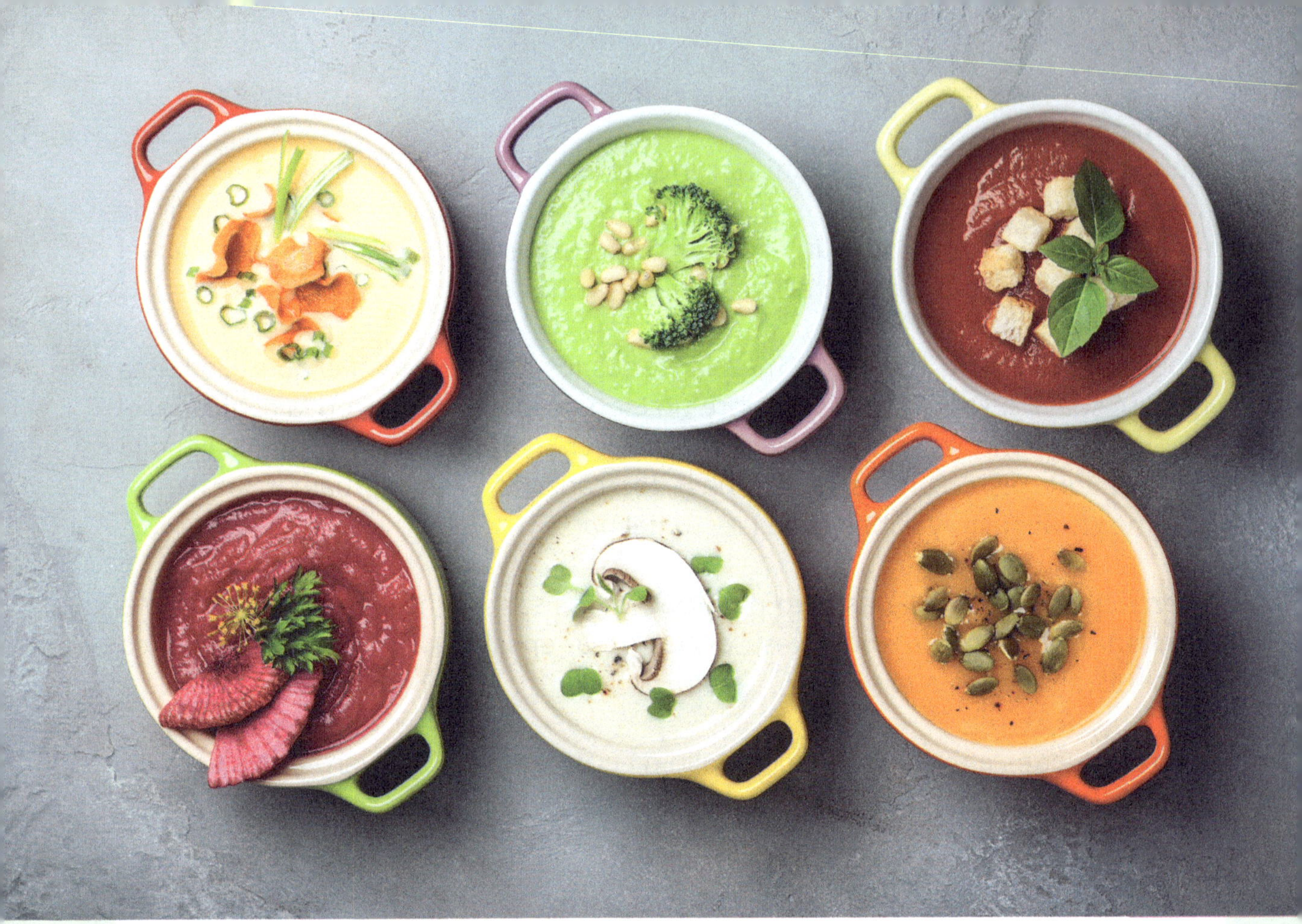

MÁS SOPAS QUE GUISOS

Matthew Thrush

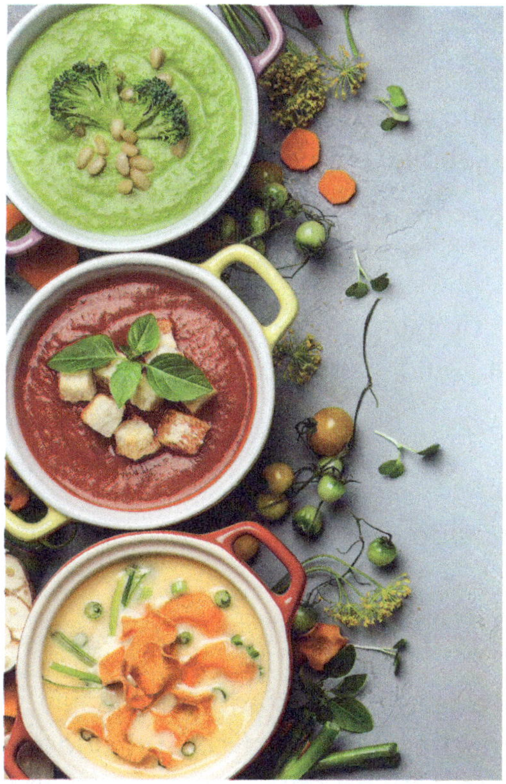

MÁS SOPAS QUE GUISOS

Es cierto. Sólo hay unos pocos guisos en este libro, pero puedes tomar fácilmente una receta de sopa y convertirla en un guiso. Tanto las sopas como los guisos son formas estupendas y sencillas de aportar nutrientes de forma nutritiva y a menudo económica, y lo mejor de todo es que pueden aliviarte cuando tienes un brote de CU. Hemos incluido algunas recetas de brotes porque son muy buenas.

Muchas sopas son fáciles de hacer y es difícil llamarlas recetas. Pero incluiremos una sección de sopas y guisos rápidos para que puedas tomarlos y seguir.

En muchos libros de cocina, sobre todo en los más antiguos, se pide que se dore la carne y algunas verduras en una harina -por una buena razón-, ya que ayuda a espesar la sopa. Por supuesto, se puede utilizar un puré de verduras con ellos, o si no se quiere comprometer el sabor de algo, se puede utilizar simplemente harina de besan (harina de garbanzos) o una harina similar que no contenga gluten. Y la harina de besan es realmente deliciosa y con sabor a nuez. Si puedes soportar el maíz, la masa es una buena alternativa para usar, en cuanto a sabor, a la harina para todo uso.

¿Buscas algo fácil que pueda durar toda la semana? Pues bien, adelante, echa algunas cosas a la olla. Las sopas y los guisos son muy tolerantes. Y los guisos se benefician sobre todo de una cocción lenta y prolongada para que la carne pueda descomponerse y ablandarse. Si sólo se trata de verduras, entonces cocínalas hasta que estén súper blandas pero que mantengan su forma.

Puedes rehogar primero la cebolla y el ajo y las verduras y la carne, o simplemente poner en la cacerola y cubrir con caldo o agua y dejar que el tiempo y la tapa hagan su magia.

Sopas de caldo de huesos

Pollo con fideos

- Fideos (normales, de hilo de judías, de trigo sarraceno, sin gluten), pollo asado desmenuzado y preparado, zanahoria, apio, cebolla, chirivía, puerro, eneldo y perejil.

Avena/cebada/espelta

- Avena o cebada o espelta u otro grano rico en proteínas, pollo asado desmenuzado y listo para usar, zanahoria, apio, cebolla, chirivía, puerro, eneldo y perejil.

Pollo y hierbas

- Pollo asado desmenuzado y preparado, eneldo, perejil, tomillo, estragón, albahaca y cebollino.

Jengibre y lima

- Caldo de huesos infusionado con jengibre o jengibre cortado en rodajas y picado, infusionado con hierba de limón (machacada, atada con un nudo y desechada antes de servir), anís estrellado (desechado antes de servir), pollo desmenuzado, zanahorias, espinacas, cebolla, hilo de judías, menta vietnamita, albahaca tailandesa, una pizca de copos de pimienta roja, una pizca de soja y zumo de lima al gusto.

Arroz

- Pollo desmenuzado, arroz, zanahoria, apio, cebolla y perejil.

Verduras y pollo

- Pollo asado desmenuzado, cebolla, puerro, ajo, guisantes, judías verdes, pimiento rojo, calabaza, patata, apio, calabacín e hinojo.

Chucrut con pimentón y yogur

- Pollo asado desmenuzado, pimentón ahumado picante, pimentón dulce (no te pases con el ahumado, es ahumado), patata, judías verdes picadas o calabacín, todo cocinado a fuego lento. Añade el kraut finamente picado unos 5 minutos antes de servirlo para conservar los probióticos. Añada eneldo y crema agria al final.

Sopa y guiso de verduras

Sopa de verduras

- Una mezcla de las verduras que desee. Utiliza las de la verdura del pollo y cambia el caldo de huesos por el caldo de verduras.

Lentejas

- Lentejas, patatas, boniato, cebollas, ajo, pimientos rojos, zanahoria, apio, eneldo, negro y pimienta.

Alubia negra

- Alubias negras, comino molido, cilantro molido, una pizca de chile en polvo, pimentón ahumado, ajo en polvo, cebolla en polvo, boniato, pimientos rojos, tomates si puedes soportarlos, termina con yogur y cilantro.

Puré en la sopa

- Añade tu caldo vegetariano (puedes hacerlo con el caldo de huesos si no quieres que sea vegetariano ya que le dará un sabor diferente) a tu puré. Consiga su consistencia. Añade hierbas, o un aceite infusionado, o yogur especiado y sirve. Aquí puedes hacer todo lo que quieras. Zanahoria, pimiento rojo, apio, guisantes, espinacas, etc.

Menestra de verduras de fusión

- Lentejas rojas, pasta de miso blanco suave (añadir casi al final), patata, calabaza de invierno, calabacín, un toque de curry en polvo, cúrcuma, boniato, zanahorias, apio, cebolla, ajo, pimienta negra y perejil.

Guisos

Cordero y verduras

- Agua o caldo o caldo, trozos de cordero (corte barato, con hueso), trozos grandes de cebolla, apio, zanahoria, patata, chirivía, judías verdes, boniato. Tomate pelado y sin pepitas. Terminar con hierbas y pimienta negra.

Cordero y patatas

- Cordero, agua, caldo, cerveza negra, patatas, puerros y perejil. Muy bueno con ensalada o verduras al vapor.

Cordero con puerros y cebada

- Puede ser una sopa o un guiso en realidad. Cordero, caldo, puerros, cebada y perejil. Siéntete libre de añadir las verduras que desee.

Chucrut de cerdo y manzana

- Trozos de cerdo (usa un corte barato, con hueso siempre tiene mejor sabor, sólo tienes que sacarle la carne, o si se cocina lo suficiente pescar los huesos), patatas, manzanas, caldo, puerros, chucrut, eneldo, yogur y pimentón.

Carne de cerdo y verduras

- Carne de cerdo, verduras a elegir, caldo y terminar con perejil.

Ternera y cebada

- Carne de vaca, caldo, cebada, patatas, zanahorias, apio, boniato, calabacín, chirivía, perejil y pimienta negra.

Ternera y pimiento rojo

- Puré de pimiento rojo, pimiento rojo, ternera, boniato, cebolla, ajo, zanahoria, caldo y hierbas.

Guisante partido

- Caldo de huesos o caldo de verduras, guisantes partidos, carne de cerdo (si se desea), patata, calabaza de invierno, guisantes, hinojo, espinacas, pimiento rojo, cebolla, ajo, eneldo, perejil y yogur para terminar.
- Lentejas rojas, zanahorias, pimientos rojos, boniato, calabaza de invierno, espinacas, una o dos pizcas de curry suave en polvo, cúrcuma, garam masala, leche de coco, lima y terminar con yogur.

Nota: Como puedes ver, las posibilidades son infinitas, pero todas estas son combinaciones fáciles de echar en una olla y cocinar a fuego lento hasta que estén hechas. Los guisos y las sopas con carne cruda se benefician de una larga cocción lenta, al igual que algunas de las legumbres.

Recomendamos calcular las cantidades a ojo. Si haces demasiado, siempre puedes tener almuerzos para una semana. Además, las sopas y los guisos son un buen tentempié o incluso un buen desayuno y cena. Además, puedes congelarlos para más adelante.

Estas son sólo ideas para que juegues con ellas. Puedes hacerte una idea de la cantidad de cada uno en las siguientes recetas.

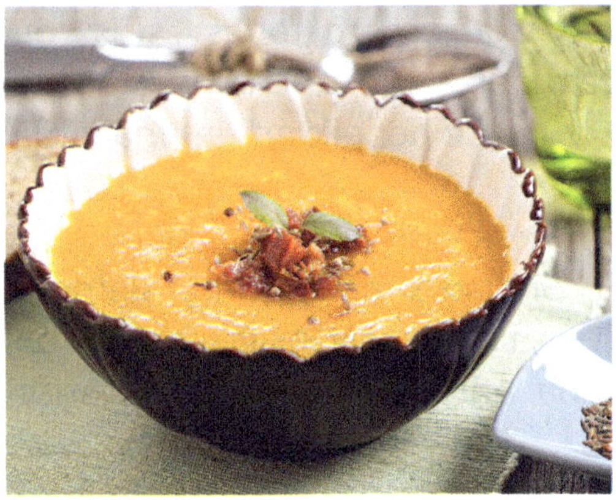

ZANAHORIA, JENGIBRE Y MISO

La sopa de miso es extremadamente buena para ti. El miso también es un probiótico. Y el jengibre es excelente al igual que las zanahorias. Así que, realmente, ¿cómo puedes equivocarte con esto? Además, es deliciosa. Este plato sirve para cuatro personas.

Ingredientes:

- 1 cucharada de aceite de sésamo tostado
- 2 libras de zanahorias, peladas y cortadas en trozos grandes
- 1 cebolla grande, picada
- 4 dientes de ajo, finamente picados
- 2 cucharadas de jengibre fresco, rallado
- ¼ de taza de pasta de miso blanco
- 4 tazas de agua o caldo de verduras
- Pimentón, para servir
- Jengibre molido, para servir
- Cebolletas finamente picadas, para servir

Preparación:

Saltear las cebollas en una olla 5 minutos hasta que estén blandas pero no doradas. Añadir el ajo y el jengibre, y cocinar un minuto más. Añadir las zanahorias y el caldo o el agua y cocer a fuego lento durante 20 minutos hasta que las zanahorias estén tiernas.

Apagar el fuego y añadir el miso; mezclar con una batidora de inmersión o por tandas en su procesador de alimentos o batidora. Añada más caldo o agua si es necesario. Para servir, espolvorear con pimentón, jengibre molido y cebolletas.
Sugerencias: Para una opción sin soja, prueba el miso de arroz integral o de garbanzos. Añade más miso si quieres. Prueba a añadir un poco de zumo de chucrut al final para darle un toque más intenso.

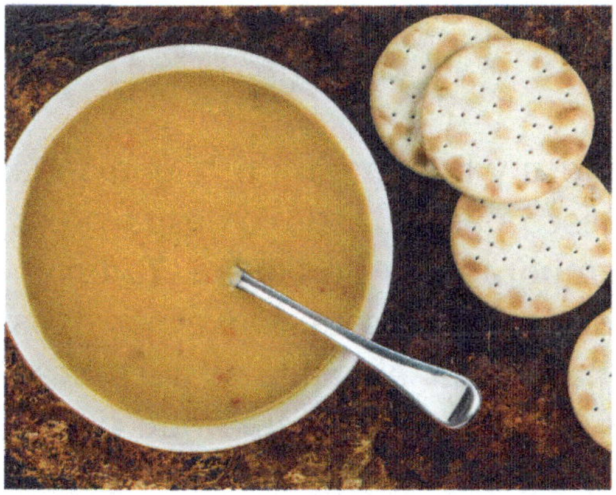

BONIATO, NUEZ BLANCA Y JENGIBRE

Esta es una sopa nutritiva y deliciosa, además de ser buena para ti y para tu CU, y para mantener los síntomas a raya. Esta receta sirve para cuatro personas.

Ingredientes:

- 1 cebolla grande picada
- 2 dientes de ajo picados
- 2.5 lb de calabaza, picada
- 2 libras de boniato, picado
- Caldo de verduras
- 1 cucharadita de canela de Ceilán
- 1 cucharada de jengibre fresco, rallado
- 1 cucharadita de jengibre molido
- ½ cucharadita de nuez moscada
- ½ cucharadita de cúrcuma

Preparación:

En una olla grande, saltear la cebolla durante unos 5 minutos. Añadir el ajo y el jengibre y remover durante otro minuto.

Añadir el resto de los ingredientes, llevar a ebullición y reducir a fuego lento y cocinar durante unos 15 minutos hasta que todo esté muy tierno y los sabores se hayan desarrollado. Hacer un puré con la sopa. Servir con cebollino, o su hierba favorita.

Sugerencias: Asar las verduras primero para obtener un sabor más intenso. Añade un remolino de yogur natural al final. O una taza de leche de macadamia o anacardo sin azúcar ni sabor al final para obtener una consistencia más fina y cremosa.

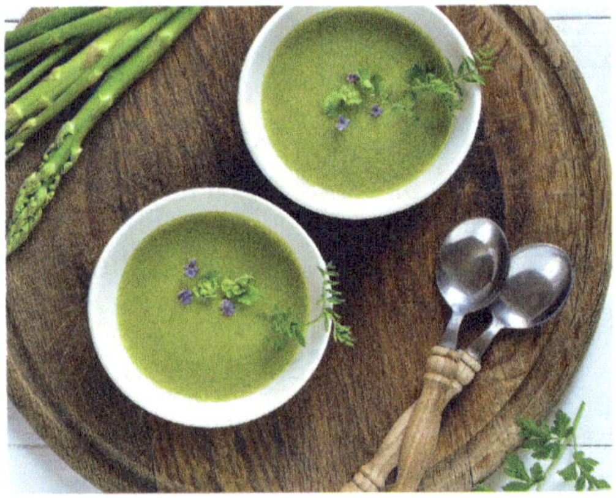

SOPA DE ESPÁRRAGOS

Ligera, cremosa y buena para ti. Y una sopa de sabor fresco para cuando los espárragos están en temporada: la primavera. También puedes probar esta receta con espárragos blancos (una delicia alemana y austriaca). ¡Disfruta de la sopa! Esta receta rinde cuatro porciones.

Ingredientes:

- 2 cucharaditas de aceite de oliva virgen extra
- 4 cebolletas
- 2 patatas, cortadas en dados
- 4 dientes de ajo, cortados en rodajas finas
- Pimienta negra recién molida
- Pizca de sal marina o sal rosa del Himalaya
- 4 tazas de agua o de caldo de espárragos (hágalo con los extremos y las cáscaras de los espárragos)
- 3 tazas de espárragos picados
- 1 taza de guisantes pequeños
- Ralladura de limón para terminar con el zumo
- Perejil

Mantequilla de piñones a la menta

- ¼ de taza de piñones tostados
- ¼ de taza de menta y perejil mezclados

Preparación:

Triturar los ingredientes en un pequeño procesador de alimentos hasta que estén suaves y cremosos. Saltear las cebolletas durante 1-2 minutos, luego añadir los demás ingredientes, excepto los espárragos y los guisantes, y cocinar 15 minutos hasta que estén tiernos. Añadir los espárragos y los guisantes y cocinar durante 5 minutos. Hacer un puré con la ralladura y el zumo. Servir con un chorrito de mantequilla. Espolvorear con perejil.

Sugerencias: Añadir puerros en lugar de cebolletas. Añadir una taza de leche de nueces antes del final. Añadir otra taza de espárragos y prescindir de los guisantes y de la mantequilla de nueces. Terminar con yogur y pimentón y eneldo finamente picado.

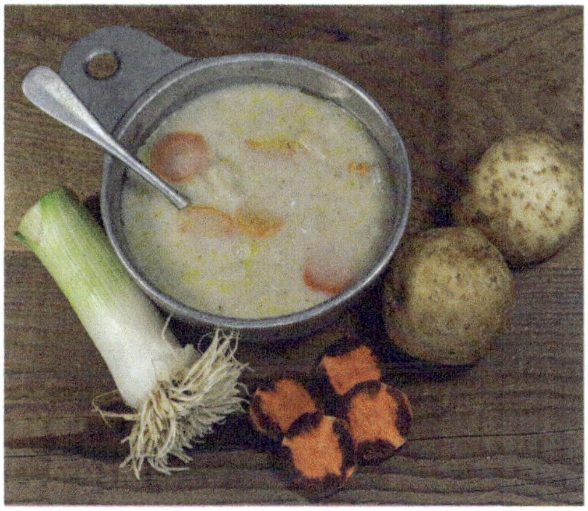

PATATA Y PUERRO

Hay muchas iteraciones de esta sopa clásica y ninguna está mal. Esta es sólo una versión.

Es un poco traviesa, pero puedes ser virtuoso y utilizar aceite de aguacate, en lugar de la mantequilla. Sirve para cuatro personas.

Ingredientes:

- 1 cucharada de mantequilla o aceite de aguacate
- 4 puerros (sólo la parte blanca), cortados en rodajas finas
- 1 libra de patatas, cortadas en trozos
- 4 tazas de caldo de huesos o de verduras
- 10 onzas de nata o yogur natural
- Perejil

Preparación:

Calentar la mantequilla o el aceite y saltear los puerros con pimienta negra y una pizca de sal marina en escamas a fuego fuerte y cocinar durante 2-3 minutos. Añadir las patatas y el caldo. Llevar a ebullición.

Continuar la cocción a fuego alto hasta que la patata empiece a deshacerse. 30 minutos. Añadir la nata o el yogur en los últimos 2 minutos. Mezclar. Sazonar y servir con perejil.

Sugerencias: Puedes probar con mantequilla y leche de origen vegetal para conseguir una consistencia más fina. O seguir con el yogur. Nos parece que tener un tarro de leche en polvo, suero de leche y nata es una forma estupenda de hacer algunos platos cuando sólo necesitas un poco de estas cosas, especialmente si las usas sólo ocasionalmente.

Nota: Las tostadas de masa madre o los picatostes caseros en la sartén son estupendos, pero las tostadas con un poco de mantequilla (especialmente la mantequilla con aceite de oliva) están igual de buenas.

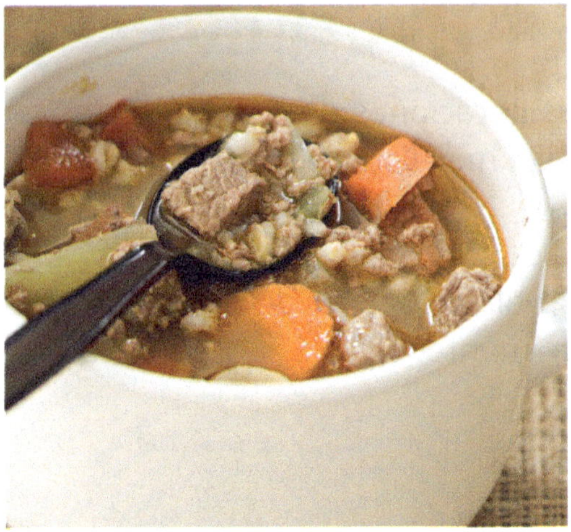

CARNE DE VACA DE AVENA

Esto es excelente para los brotes y también tiene un sabor delicioso.

Sabemos que suena raro tener avena en una sopa, pero no es tan diferente de cuando tienes arroz en una sopa y está todo blando. Pruebe esto.

Ingredientes:

- ¾ de libra de carne de vacuno, cortada en dados
- 1 cebolla picada
- 1 cucharada de aceite de oliva
- 2 zanahorias peladas y picadas
- 2 ramas de apio, picadas
- 4 dientes de ajo, finamente picados (si tiene un brote puede omitir esto o usar ajo en polvo)
- 14 onzas de tomates cortados en cubos (cambie a puré de pimientos asados o a puré de pimientos si le molestan los tomates)
- 2 hojas de laurel
- 4 ramitas de tomillo
- 1 taza de avena rápida
- 5 tazas de caldo de huesos
- Un puñado de perejil finamente picado

Preparación:

Dorar la carne, unos 6-8 minutos, y la cebolla en el aceite, sazonar, añadir las zanahorias, el apio y el ajo, cocinar 2 minutos. Añadir el caldo y todos los demás ingredientes, excepto la avena. Cocer durante unos 25 minutos. Añadir la avena y cocer otros 5 minutos. Retirar las hojas y el tomillo y servir con perejil.

Sugerencias: Recuerda ajustar y adaptar los ingredientes a tus necesidades particulares de tu CU.

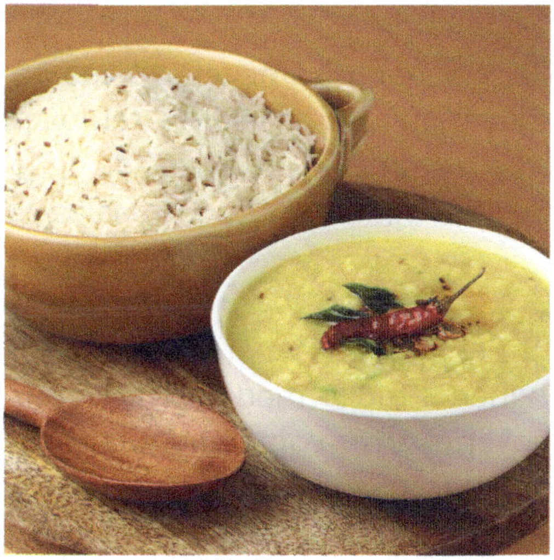

ARROZ JEERA Y DAHL

El hecho de que tengas CU no significa que no puedas disfrutar de las cosas buenas de la vida. Esta es una comida reconfortante, pero una comida reconfortante buena para ti.

El dahl está delicadamente condimentado y no debería hacer daño a tu estómago, pero ajústalo en consecuencia. Y el arroz huele de maravilla. Este plato sirve para cuatro personas.

Ingredientes:

- 1 ½ tazas de arroz basmati
- 3,5 oz de ghee o aceite de coco
- Un puñado grande de hojas de curry frescas o congeladas o secas (opcional si no las encuentra)
- 1 cucharada de comino molido
- Una pizca grande de semillas de mostaza marrón (trituradas, si se desea)
- Yogur griego natural, para servir
- Cilantro, para servir
- Gajos de lima, para servir
- Tomate sin semillas ni piel, pepino y cebolla roja en dados, aderezados con lima y sal, para servir

Dahl

- 2 cucharadas de ghee
- ½ cebolla grande, finamente picada
- 1 cucharada de curry en polvo
- 1 cucharadita de cúrcuma
- 6 onzas de lentejas rojas partidas
- 1 pinta de caldo de huesos o de verduras
- 2 tomates pelados, sin semillas y cortados en dados

Preparación:
Para el dahl, calentar el ghee, añadir la cebolla, cocinar y remover de vez en cuando durante 10 minutos hasta que esté blanda. Añadir las especias y remover durante 2 minutos más. Añadir las lentejas, el caldo, el tomate y 20 onzas de agua y cocer a fuego lento hasta que estén tiernas, unos 30 minutos. Añadir más agua si queda demasiado espeso.

Cocer el arroz en la arrocera o en la estufa según el paquete. Apartar durante 5 minutos y esponjar con un tenedor. Calentar el ghee a fuego medio y añadir las hojas, el comino y las semillas de mostaza, y remover el arroz con pimienta negra. Servir con dahl, guarniciones y ensalada.

Sugerencias: Haz tu propio ghee cocinando la mantequilla suavemente para separar la grasa de los sólidos de la leche. A continuación, escurra la grasa y deseche los sólidos. Para obtener un ghee más rico en nueces, siga hasta que los sólidos empiecen a dorarse y luego cuélelos. También se puede utilizar aceite de coco en su lugar.

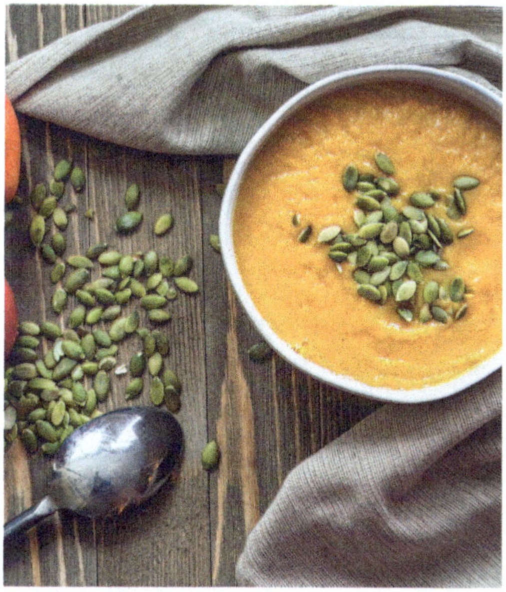

CALABAZA DE INVIERNO RAS EL HANOUT

Se trata de un plato inspirado en el norte de África con la adición de la mezcla de especias Ras El Hanout. Puede diferir de cada cocinero y chef, pero los ingredientes clave son el clavo, la canela, la cúrcuma y el cilantro.

Se trata de una sopa encantadora y, al mismo tiempo, reconfortante. Pruébala. Esta deliciosa receta sirve para cuatro personas.

Ingredientes:

- 1 calabaza grande picada en trozos
- 1 cucharada de Ras El Hanout
- 1 cucharada de aceite de oliva
- 1,5 pintas de caldo de huesos o de verduras
- Yogur, para servir
- Hojas de menta, para servir

Preparación:
Mezcla los trozos de calabaza con el aceite y la mezcla de especias y ásalos en un horno caliente a unos 475F hasta que se caramelicen, unos 30-35 minutos. Poner a hervir el caldo con la calabaza y mezclar. Servir con yogur y menta. Espolvorear con un poco de Ras El Hanout.

Consejo: Puede comprar el Ras El Hanout en una tienda especializada, o por Internet. O puede hacer el suyo propio a partir de una de las muchas recetas en línea.

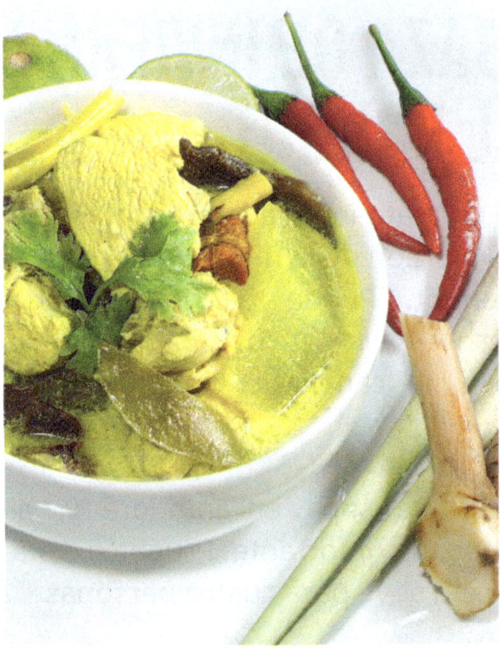

SOPA DE POLLO CON COCO Y CÚRCUMA

Ingredientes:

- 2 cucharadas de aceite de coco
- 2 dientes de ajo, cortados en rodajas
- 1 pulgada de jengibre, pelado y cortado en rodajas
- 3 chalotas, cortadas en rodajas
- 1 chile sin semillas, en rodajas (opcional)
- ½ cucharadita de cilantro molido
- ½ cucharadita de cúrcuma molida
- ½ cucharadita de comino molido
- 1 tallo de hierba limón, machacado y anudado
- 1 pinta de caldo de huesos
- 2 pintas de leche de coco
- 10 onzas de fideos de arroz planos, remojados en agua hirviendo para que se ablanden durante 5 minutos
- 2 pechugas de pollo, cortadas en rodajas; o pechugas de pollo asadas preparadas de antemano
- Puré de tamarindo para servir
- Salsa de pescado, para servir
- Cebolletas, cortadas en rodajas finas, para servir
- Menta vietnamita
- Albahaca tailandesa
- Aceite de chile, para servir, opcional

Preparación:
Calentar el aceite y añadir las especias, las chalotas, la hierba limón, el ajo y el chile; cocinar durante unos 3 minutos. Añadir el caldo y la leche de coco, llevar a ebullición y sazonar al gusto. Escurrir los fideos y repartirlos en cuencos.

Añadir el pollo a la sopa y cocinar hasta que esté hecho. Deseche la hierba limón. Servir sobre los fideos. Añade el tamarindo, un chorrito de caldo de pescado y completa con hierbas y aceite si lo utilizas.

Sugerencias: Añade calabaza, guisantes, zanahorias, calabacín u otras verduras si lo deseas. Hazlo vegetariano omitiendo el pollo y utilizando caldo de verduras y verduras preparadas de antemano.

Nota: Consiga pulpa o extracto de tamarindo si es posible; si no, utilice un chorrito de lima.

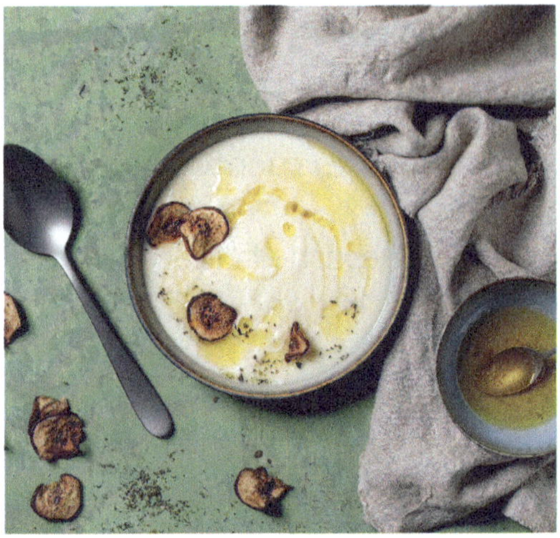

SOPA DE CHIRIVÍA CON MANTEQUILLA DE AVELLANA

La sopa de chirivía es dulce, cremosa y tiene un agradable calor gracias a las especias.

Es un plato ideal para el invierno, pero también se puede disfrutar en los días más cálidos. Y se congela bien. Esta receta sirve para cuatro personas.

Ingredientes:

- 1 cucharada de mantequilla con aceite de oliva
- 1 puerro, sólo la parte blanca, cortado en rodajas finas
- 6 ramitas de tomillo
- 1 pluma de canela de ceilán
- 2 anís estrellado
- 3 dientes de ajo, finamente picados
- 4 tazas de caldo de huesos o de verduras
- 4 chirivías grandes, picadas
- 1,7 oz de avellanas tostadas sin piel
- 10 oz de crema de leche
- Perejil picado, para servir

Preparación:

Calentar la mantequilla a fuego medio y añadir el puerro, el tomillo, el anís estrellado y la canela. Remover hasta que los puerros estén blandos, unos 7 minutos. Añadir dos tercios del ajo durante un minuto, luego añadir el caldo y la chirivía, llevar a ebullición y reducir a fuego lento, hasta que estén muy tiernos, unos 18 minutos.

Con un poco de mantequilla, cocine el tomillo y el ajo durante un minuto. Procesar el tomillo y las avellanas hasta obtener una mantequilla suave. Incorporar la crema a la sopa. Cubrir con la mantequilla y el perejil.

Sugerencias: Utiliza mantequilla vegetal o aceite de coco virgen en lugar de mantequilla, y yogur en lugar de nata.

Nota: No te olvides de probar la nata en polvo, y sigue las instrucciones si te apetece.

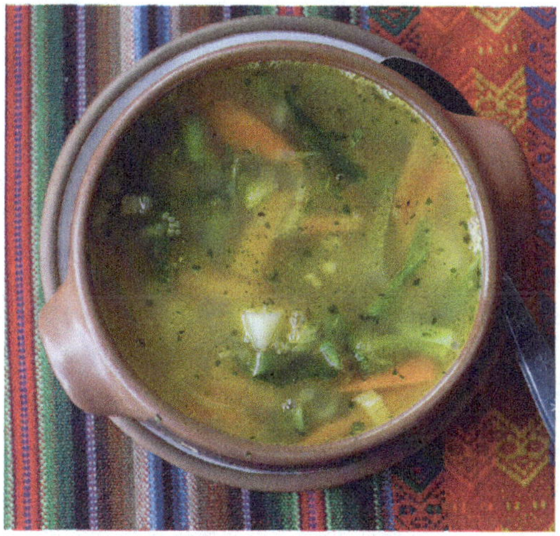

CALDO DE CALABACÍN Y QUINOA CON QUESO FETA

Esta es una sopa ligera y refrescante, ideal para cuando el calabacín está en temporada. Esta receta sirve para cuatro personas.

Ingredientes:

- 1 cucharada de aceite de oliva
- 1 puerro, sólo la parte blanca, cortado en rodajas finas
- 2 cucharadas de tomillo, extra para servir
- 1 diente de ajo, finamente picado
- 1 limón, zumo y cáscara
- 3 tazas de caldo de huesos o de verduras
- 5,30 oz de quinoa
- 2 calabacines, cortados en rodajas muy finas
- 4 oz de queso feta, desmenuzado
- Aceite de oliva virgen extra, para servir
- Perejil de hoja plana, para servir

Preparación:

Sofreír el ajo y el tomillo y el puerro en el aceite durante 3-5 minutos hasta que estén blandos. Añade todo lo demás, excepto el calabacín, el limón y el queso feta. Cocer a fuego lento durante 15 minutos. Añadir el calabacín en los últimos cinco minutos junto con el limón. Decorar con un chorrito de aceite, feta, tomillo y perejil.

Sugerencias: Prueba este plato también con espárragos o guisantes. O con cualquier verdura de temporada que te apetezca.

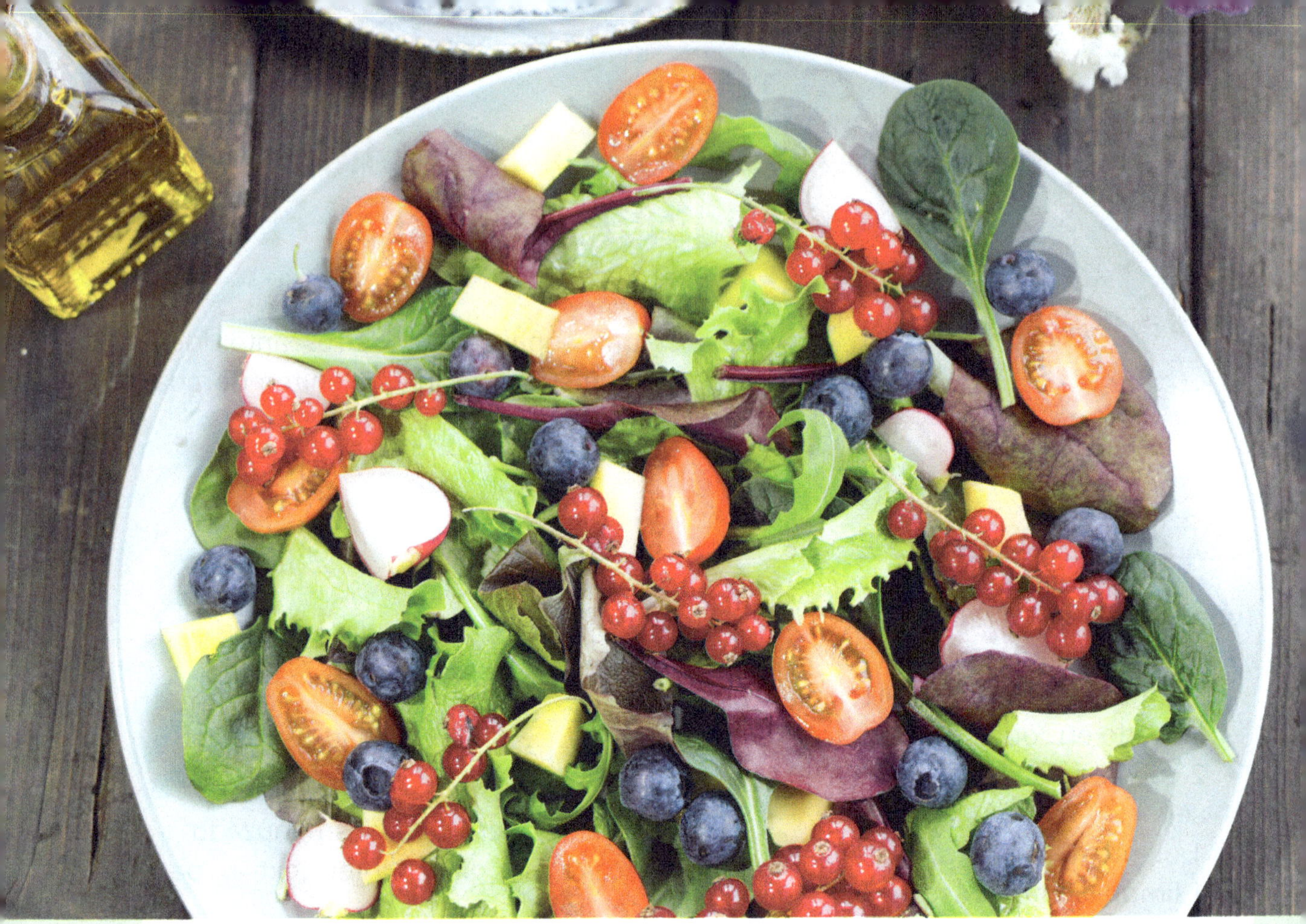

NO SON LAS ENSALADAS DE TU TÍA JOAN

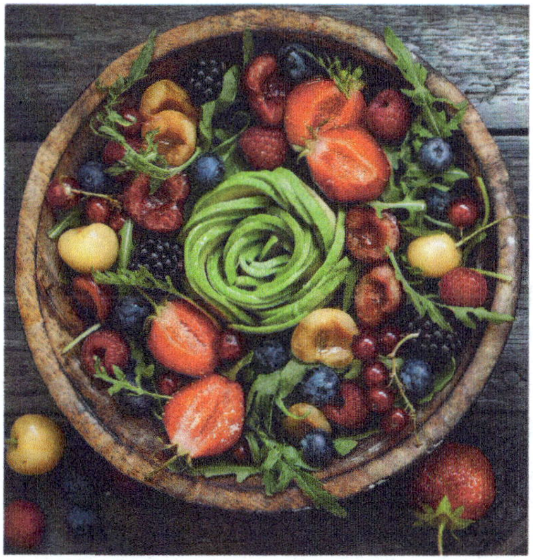

NO SON LAS ENSALADAS DE TU TÍA JOAN

Las ensaladas son deliciosas y, siempre que estés en remisión y puedas tolerarlas, las cosas ricas en fibra son buenas para ti; ayudan a que las cosas sigan avanzando para que puedas mantenerte sano.

Las ensaladas cocinadas también son siempre buenas.

Cocinado:

Col rizada con pimiento rojo y gremolata

- Col rizada salteada con pimientos rojos asados en aceite de oliva y ajo. Añade un poco de zumo de limón y termina con ajo, perejil y ralladura de limón y migas frescas tostadas.

Espinacas y soja

- Espinacas, ajo, lima y un chorrito de soja salteados en aceite de sésamo tostado.

Pimiento rojo, col rizada, boniato

- Quinoa, pimiento rojo, col rizada, boniato, una pizca de copos de pimiento rojo, lima y pimentón, rociado con yogur.

Simplemente crudo:

- Atún en lata, hinojo raspado, limón y hojas mixtas.

En capas:

- Pimiento rojo asado, tomate, espinacas, cebolla roja, mozzarella fresca (de búfala si puedes conseguirla), aceite de oliva virgen extra, aceitunas kalamata, albahaca y pimienta negra.

Ensalada verde:

- Hojas mixtas de superproteína, hinojo, cebolleta, pepino, manzana verde, aguacate, limón, ajo y aceite de oliva.

¡Deja que tu mente sea creativa!

Nota: No es necesario comprar aderezos y tampoco hay que ser rebuscado con ellos. Basta con un poco de limón o lima y aceite de oliva (también hay algunos de gran sabor) y vinagre. Tendemos a ir por el camino de más ácido sobre el aceite, así que juega con lo que te hace feliz y hace que tu cuerpo se sienta bien.

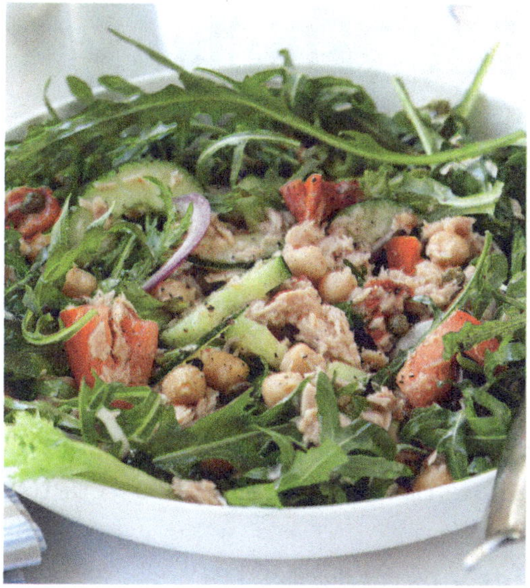

ENSALADA DE ATÚN, GARBANZOS E HINOJO

Esta es una ensalada de atún muy buena. Puedes cambiarla por salmón escalfado o salmón al horno si lo deseas.

O incluso por salmón en lata. Compre el mejor atún en lata o bote que pueda; apreciará la diferencia de sabor. Esta sabrosa receta sirve para cuatro personas.

Ingredientes:

- 2 tazas de garbanzos
- 1 lata de atún de calidad, en conserva
- Una pizca de escamas de chile
- ½ hinojo rallado
- Espinacas
- 1.4 oz de parmesano rallado
- 1 limón
- Un chorrito de buen aceite de oliva
- Perejil y hierbas

Preparación:

Mezclar todos los ingredientes y servir. Muy sencillo.

Sugerencias: Puedes completar este plato con verduras al vapor, como zanahorias, judías o calabacines, o con espinacas. También puedes mezclar los garbanzos con arroz y algunas especias para crear una comida más sustanciosa.

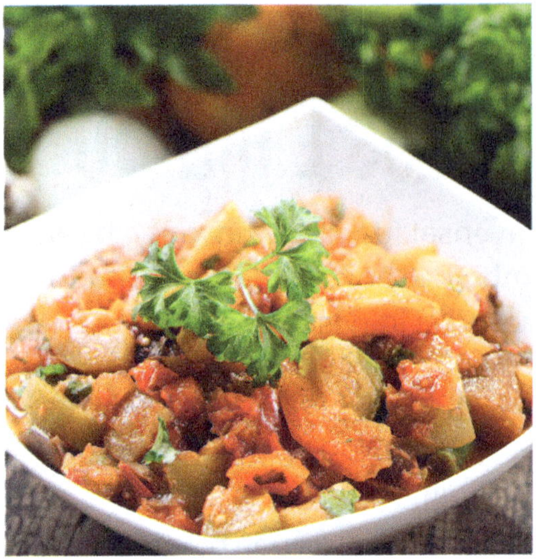

TAZÓN DE VERDURAS ASADAS CON GRANOS

Los cuencos de grano son algo que deberías tener en tu repertorio. Hay muchas variantes e ideas que se te ocurren, y lo mejor de todo es que puedes construirlos para que se adapten exactamente a tus gustos y necesidades. Aquí tienes uno para ponerte en marcha. Este bol sirve para cuatro personas.

Ingredientes:

- 2 tazas de verduras asadas de antemano de su elección o brócoli, batata y chirivía
- Lata de garbanzos de 14 onzas
- ½ taza de chucrut probiótico
- 1 taza de quinoa
- 1 ¾ tazas de agua

Pesto de coles y pepitas

- ½ taza de pepitas o pistachos crudos
- 2 dientes de ajo
- 1 taza de cilantro
- 1 taza de col rizada pequeña
- ¼ de taza de zumo de limón fresco
- Una pizca o 1/8 de cucharadita de sal del Himalaya
- Pimienta negra
- 2 cucharaditas de aceite de oliva virgen extra
- ½ taza de agua

Preparación:

Si vas a hornear las verduras, hornéalas a 425F en bandejas forradas con papel de horno durante 20-25 minutos o hasta que estén doradas y blandas. Mientras tanto, prepara la quinoa añadiendo la quinoa y el agua a una olla a fuego medio y llévala a ebullición, tapa, reduce el fuego y cocina a fuego lento durante 15 minutos. Apagar el fuego y dejarla durante 10 minutos. Desmoldar con un tenedor. Combinar todos los ingredientes de la salsa en un procesador de alimentos y batir hasta que esté suave. Poner una cucharada de quinoa en un bol, las verduras, los garbanzos, el chucrut y la salsa.

Sugerencias: Añade carne si quieres o añade más verduras, algunas espinacas crudas, pimiento rojo asado y cebolla escaldada (si la toleras).

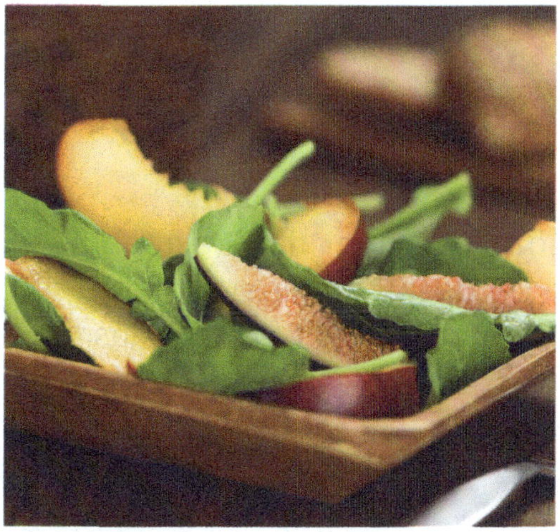

ENSALADA DE NECTARINA Y MENTA

Kasha es trigo sarraceno tostado; es delicioso y bueno para ti.

Esta es una buena ensalada de verano que sirve para cuatro, así que invita a algunos amigos y disfruta.

Ingredientes:

- 2 limas, exprimidas
- 1 cucharada de azúcar muscovado ligero
- 2 cucharadas de aceite de oliva virgen extra
- 5 nectarinas firmes pero maduras, cortadas en gajos gruesos y con piel
- 1 hinojo, cortado en rodajas finas/rallado
- ½ taza de kasha
- 1/3 de taza de menta, finamente picada

Preparación:

Cocer la kasha según las instrucciones del paquete. Combinar la lima, el azúcar y el aceite y sazonar al gusto, dejar reposar durante cinco minutos hasta que el azúcar se disuelva. Mezclar con las nectarinas, el hinojo, la menta y la kasha.

Sugerencias: Para que sea una comida más sustanciosa, añada pollo o cerdo asado de antemano. Haz más kasha o mézclalo con arroz cocido.

Nota: El azúcar moscovado es un azúcar excelente, pero puedes sustituirlo por coco o remolacha. Sin embargo, no tendrá el mismo aroma y sabor complejos que proporciona el muscovado.

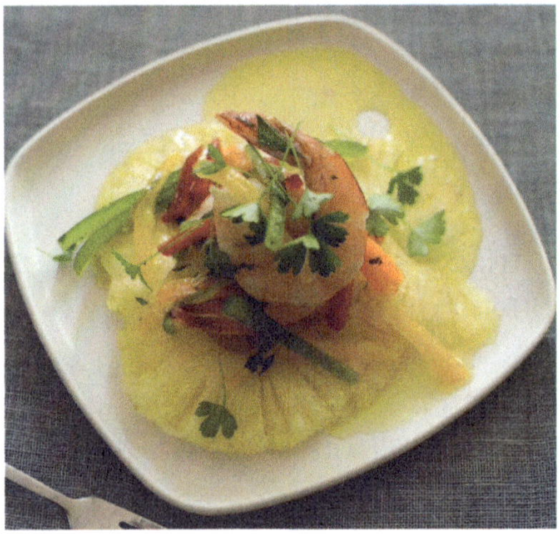

ENSALADA DE GAMBAS Y PIÑA

Esta es una ensalada muy agradable y fresca. Si lo desea, puede cambiar las gambas por pescado frito y en escamas. Este plato sirve para cuatro personas.

Ingredientes:

- 20 gambas medianas, peladas, con las colas puestas y fritas en la sartén unos minutos
- 1 taza de piña, cortada en rodajas finas
- ½ taza de menta vietnamita
- ½ taza de cilantro
- ½ taza de cebolletas, cortadas en rodajas finas
- 1 libra de judías tiernas, cocinadas al vapor hasta que estén muy tiernas (si se pueden tomar, si no, calabacín)
- 1 diente de ajo
- Escamas de pimienta roja
- 1 cucharada de azúcar de palma rallada
- ¼ de taza de salsa de pescado
- ¼ de taza de vinagre de arroz
- ¼ de taza de zumo de lima
- Chalotes fritos, para servir (de tiendas asiáticas o de la sección del supermercado), opcional

Preparación:

Machacar el ajo con los copos de pimienta y el azúcar, añadir la salsa de pescado, la lima y el vinagre y mezclar.

Combine la piña, las gambas, la menta, el cilantro y las cebolletas. Mezclar con la mezcla de salsa. Sirve las hojas o incluso el arroz si quieres algo más sustancioso.

Sugerencia: ¿No te gusta la piña? Prueba con kiwi o una mezcla de kiwi y nectarina, o con mango.

Nota: Si no encuentras azúcar de palma, utiliza miel cruda o azúcar de coco en su lugar.

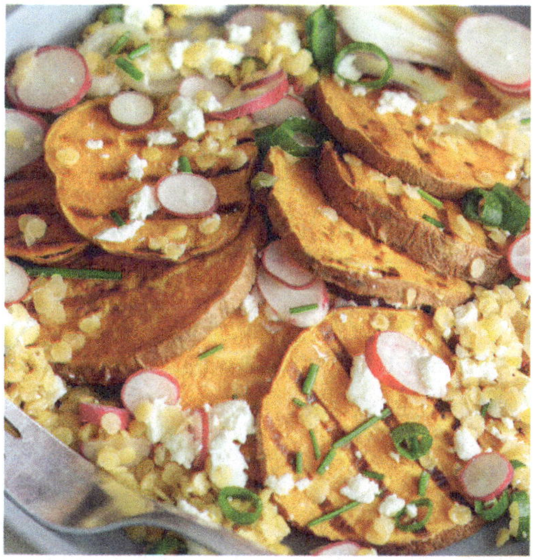

ENSALADA DE BONIATO

La ensalada de boniato es una pequeña y deliciosa ensalada asada que es buena para ti. La temperatura ambiente significa que puedes prepararlo todo de antemano y mezclarlo justo antes de servirlo.

Si haces esto, deja que la patata esté a temperatura ambiente. Esta ensalada sirve para cuatro personas.

Ingredientes:

- 2 boniatos asados y cortados en dados
- 4 tazas de rúcula
- 1/3 de taza de queso feta, desmenuzado
- 1 aguacate, cortado en rodajas gruesas
- 1 limón cortado en gajos
- Pimienta negra

Aderezo de aguacate-tahini

- Aderezo de aguacate-tahini
- ½ taza de yogur griego natural
- 1 cucharada de pepitas
- 1 cucharada de tahini
- 2 dientes de ajo

Preparación:

Mezcle los trozos de patata con un poco de aceite en spray y colóquelos en una bandeja forrada con papel de hornear. Cocinar en un horno a 400F durante 15-20 minutos. Mezcla los ingredientes del aderezo en el procesador de alimentos. Poner en capas la rúcula y luego la patata y el aguacate y exprimir con limón. Rociar con el aliño. Sazonar. Servir.

Sugerencia: Esto estaría bien con una mezcla de patata y boniato.

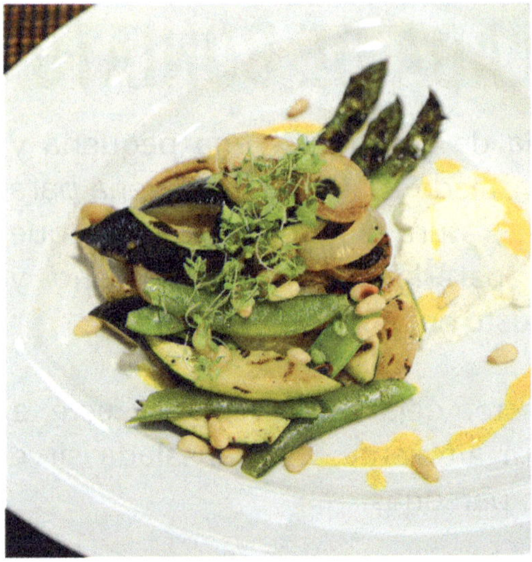

ENSALADA DE HINOJO Y ESPÁRRAGOS A LA PARRILLA

Tanto el hinojo como los espárragos son buenos para ti. Cuando se asa el hinojo, adquiere una profundidad de sabor que es genial. Esta es una deliciosa ensalada que sirve para cuatro personas.

Ingredientes:

- 2 bulbos de hinojo, cortados en rodajas finas a lo largo, reservando las frondas
- 3 manojos de espárragos, con las puntas recortadas
- 1 taza de guisantes
- Aceite de oliva en spray

Aderezo de miel y mostaza

- 1 cucharada de vinagre de jerez
- 3 cucharaditas de mostaza de Dijon
- 2 cucharaditas de miel cruda
- ¼ de taza de aceite de oliva

Preparación:

Escaldar el hinojo y los espárragos hasta que se ablanden, 1-2 minutos. Escurrir y enfriar. Escalda los guisantes 1-2 minutos y escúrrelos y enfríalos; resérvalos. Calienta una sartén de hierro fundido a fuego alto, rocía el hinojo con aceite y ásalo hasta que esté ligeramente carbonizado en tandas, unos 45 segundos por cada lado.

Bata los ingredientes del aderezo y añade gradualmente el aceite en un chorro fino hasta que esté espeso y emulsionado (el procesador de alimentos es excelente para esto).

Mezcla todo con el aderezo, y cubre con las frondas y sirve.

Sugerencia: Servir sobre un lecho de hojas verdes si las tolera.

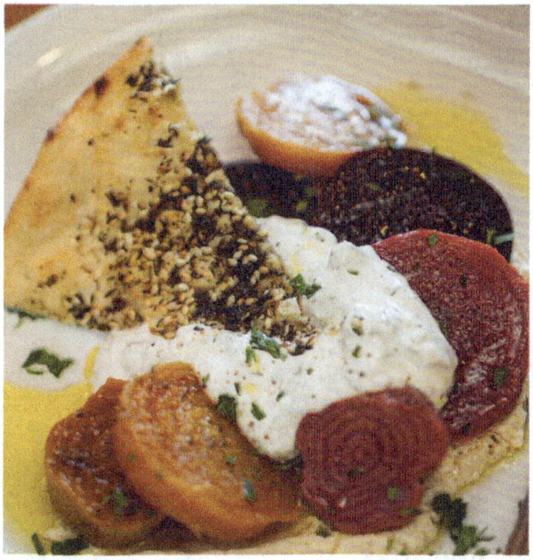

ENSALADA DE REMOLACHA, GARBANZOS Y ZA'ATARD

Esta ensalada funciona bien con pan plano y yogur con menta o labneh al lado y hierbas y hojas. Sirve para cuatro o seis personas.

Ingredientes:

- 6 remolachas medianas, recortadas
- Lata de garbanzos de 14 onzas
- 1 limón, exprimido
- 1 cucharadita de vinagre de vino blanco
- 1 cucharada de aceite de oliva
- 1 diente de ajo machacado
- 2 cucharadas de menta picada

Za'atar

- 3 cucharaditas de tomillo fresco
- 3 cucharaditas de orégano seco
- 3 cucharaditas de semillas de sésamo
- 1 cucharadita de zumaque

Preparación:

Asar las remolachas a 425F en una fuente de horno con un poco de agua y cubiertas con papel de aluminio durante 1 hora hasta que estén tiernas. Una vez hechas, deja que se enfríen, luego pélalas y córtalas en trozos finos. Mezclar con el resto de los ingredientes. Hacer el za'atar machacando los ingredientes en un mortero y mezclar con el resto. Servir.

Sugerencia: Puedes tardar un poco más y mezclar la mayor parte del za'atar con el limón, el vinagre, el aceite y el ajo y mezclar la mitad con las remolachas. A continuación, colócalas en una fuente y mezcla la menta y el resto del aliño con los garbanzos y pon encima de ellos más menta y una pizca del za'atar reservado. Cualquiera de las dos formas está bien.

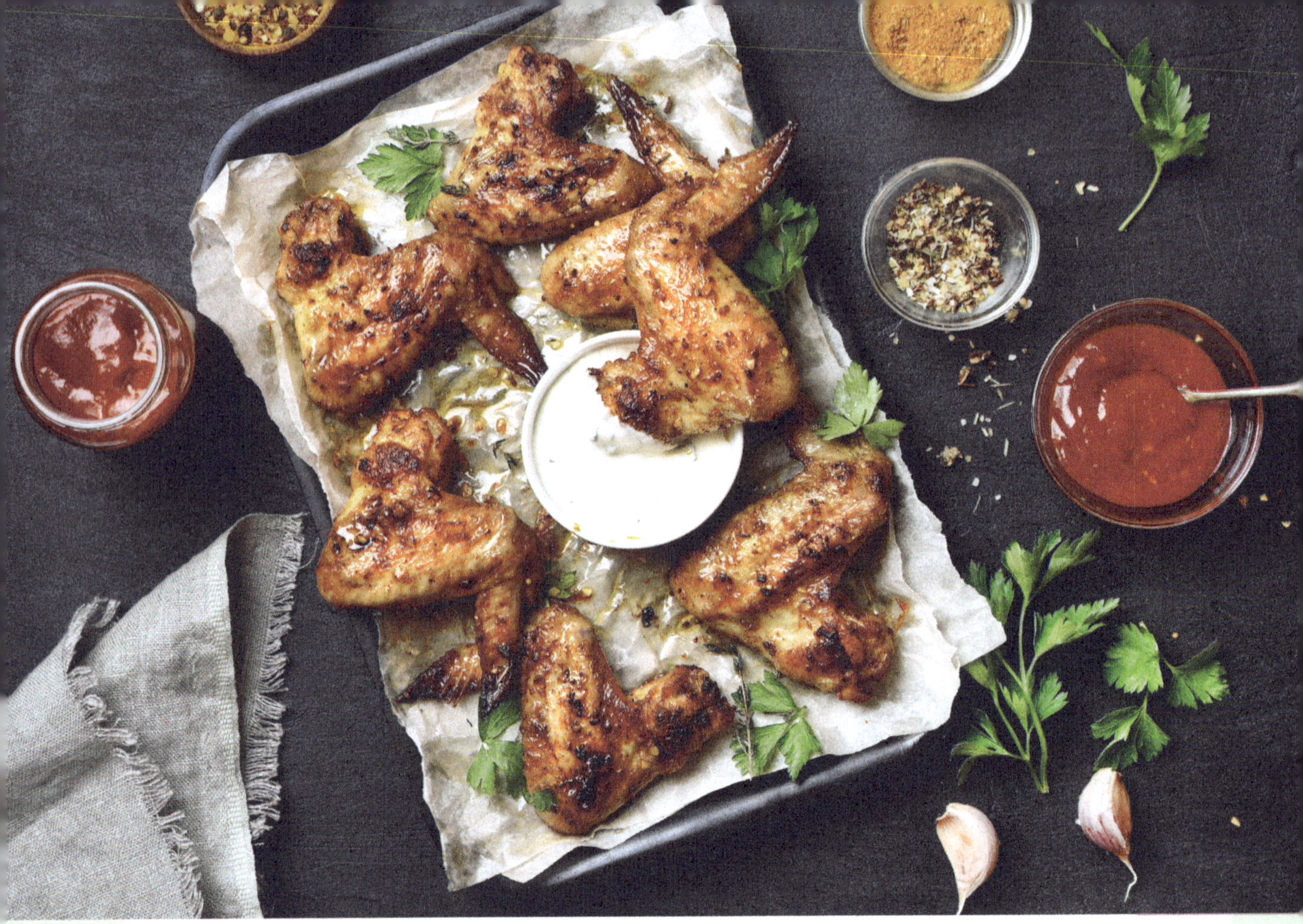

POLLO

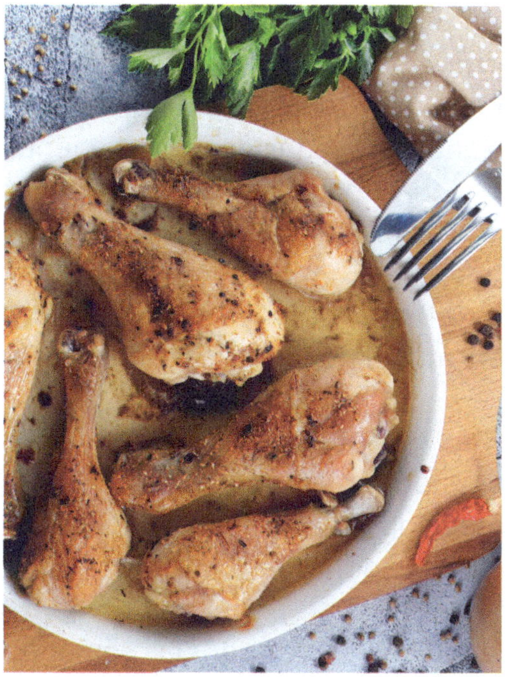

POLLO

El pollo es uno de los alimentos más reconfortantes y es muy versátil. Asegúrate de conseguir el mejor pollo que el dinero pueda comprar (es decir, el que puedas pagar).

La cría en pastos y el origen ético son más importantes que lo "orgánico", ya que el pollo ha llevado la vida que debería llevar y también tendrá mejor sabor que el pollo de fábrica. Puedes hacer muchos platos de pollo rápidos con el pollo asado que has preparado con antelación.

A continuación se presentan algunas comidas rápidas de pollo para preparar con antelación:

- Ensalada de pollo asado: hojas, pollo, pepino, tomate o pimientos asados o ambos, cebolla escaldada, aderezo de ajo y limón.
- Ensalada vietnamita de pollo asado y fideos de arroz: Menta vietnamita, albahaca tailandesa, cilantro, copos de chile rojo, piña o mango, pollo, fideos, zanahorias y judías verdes al vapor (si las toleras) y calabacín, pimiento rojo asado, lima, pimienta negra y un aliño casero de mantequilla de nueces, lima y salsa de pescado al ajo.
- Pollo asado y crema de alcaravea con pimentón y puré: para la salsa de crema, calienta el pollo en la sartén, retíralo, añade yogur, alcaravea molida y pimentón y eneldo, puré de patata, batata o chirivía, verduras al vapor u hojas mixtas.

- Pollo asado y patatas asadas: pelar y cortar la patata y el boniato en trozos y rociar o echar aceite y asar en papel de horno en una bandeja para galletas durante unos 20-25 minutos. Calentar el pollo o tenerlo a temperatura ambiente. Hacer un jus/gravy con caldo de huesos reducido con pimienta negra o espesado un poco con una mezcla de agua y harina de besan o fécula de patata. Servir con verduras al vapor u hojas verdes.

- Bocadillos tostados de pollo asado: Calienta el pollo, haz el jugo, unta las tostadas con mantequilla de aguacate, pon encima el pollo con salsa y fontina y sirve con ensalada de rúcula.

- Pollo asado con salsa de mostaza: pollo calentado y rociado con una mezcla de yogur, estragón y mostaza ligeramente reducida (añade un poco de caldo de huesos si es necesario), y sirve con verduras al vapor.

Como ves, puedes hacer lo que te apetezca con el pollo. Es ideal para las semanas perezosas/ocupadas.

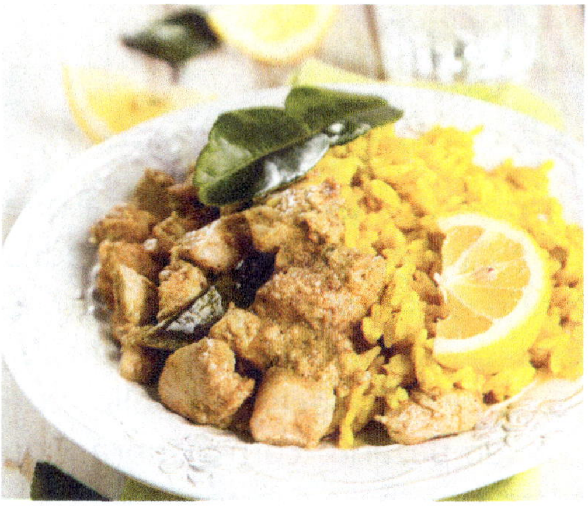

POLLO CON CÚRCUMA Y ARROZ

La cúrcuma es excelente para ti, así que pensamos que deberías probar este delicioso plato. Es engañosamente complejo, pero no se tarda tanto en hacer, y la lista de ingredientes no es tan larga. Sirve para cuatro personas.

Ingredientes:

- ¼ de taza de aceite de canola
- 2 cucharadas de cúrcuma molida
- 4 dientes de ajo
- 1 chile, sin semillas o una pizca de copos de pimienta roja
- 2 tomates ciruela, pelados y sin corazón
- 1 cebolla roja
- 4 muslos y piernas de pollo con hueso, separados
- ¼ de taza de zumo de lima, fresco
- 280z (2 latas) de leche de coco
- 4 tazas de arroz cocido, para servir
- 1 lima, cortada en cuartos, para servir
- Cilantro, para servir

Preparación:

En un procesador de alimentos, mezclar las especias, la cebolla, el chile, el ajo y los tomates. En una sartén, calentar el aceite y cocinar a fuego medio-alto hasta que las cebollas estén caramelizadas, unos 20-25 minutos. Añade el pollo con la lima y el coco (sí, puedes cantar la canción). Llevar a ebullición. Reducir a fuego lento y remover de vez en cuando hasta que el pollo esté tierno, unos 30 minutos. Sazona suavemente al gusto. Cocina el arroz en la olla o en la estufa según las instrucciones del paquete para obtener tus 4 tazas. Sirve el pollo con el arroz, más lima y el cilantro esparcido, un poco de cúrcuma y pimienta negra.

Sugerencias: Añade algunas verduras a la mezcla si lo deseas y retira el pollo del hueso después de la cocción y desmenúzalo más o menos antes de devolverlo a la olla para que se caliente.

Nota: Aumente los tomates a 4 si su estómago puede soportarlo.

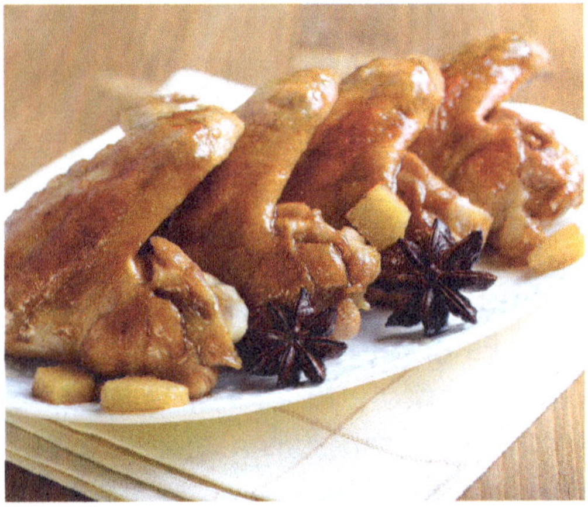

POLLO COCIDO CON ADEREZO DE SOJA Y JENGIBRE

El pollo blanco es una exquisitez china que merece la pena preparar. También puedes ajustar la cantidad de soja en el aderezo. O cualquier otra cosa que haya que ajustar para tu UC. Querrás hacer el pollo con antelación, o empezarlo con 3 horas de antelación. Esto sirve para cuatro personas.

Ingredientes:

- 3 libras de pollo criado en pastos

Caldo

- 3 tazas de vino de arroz Shaoxing
- 8 cebolletas, recortadas
- 12 dientes de ajo, pelados y machacados
- 1 ¼ tazas de jengibre, en rodajas
- ¼ de taza de sal marina (es posible que se necesite más para dar sabor)

Aderezo

- ¼ cup soy sauce
- 1 cucharadita de aceite de sésamo
- ½ cucharadita de azúcar de coco
- 1/3 de taza de cebolletas cortadas en juliana, extra para decorar
- 1 cucharada de aceite de cacahuete
- 6 cuartos de agua

Preparación:

Prepare el caldo combinando los ingredientes en una olla grande y llévelo a ebullición, reduzca el fuego y cueza a fuego lento durante 15 minutos. Colocar el pollo, con la pechuga hacia abajo, en el caldo y sumergirlo durante 14 minutos, manteniendo el caldo a fuego muy lento. Retirar del fuego y dejar reposar 3 horas. Sacar el pollo del caldo y ponerlo a escurrir. Preparar el aliño combinando todo, excepto el aceite de cacahuete, en un bol. Calentar el aceite en una sartén y verterlo sobre el aliño para combinarlo. Cortar el pollo en trozos y rociar con el aliño; añadir las cebolletas y el jengibre, y servir con arroz.

Sugerencia: Disfrútelo frío con arroz caliente y espinacas de agua al vapor.

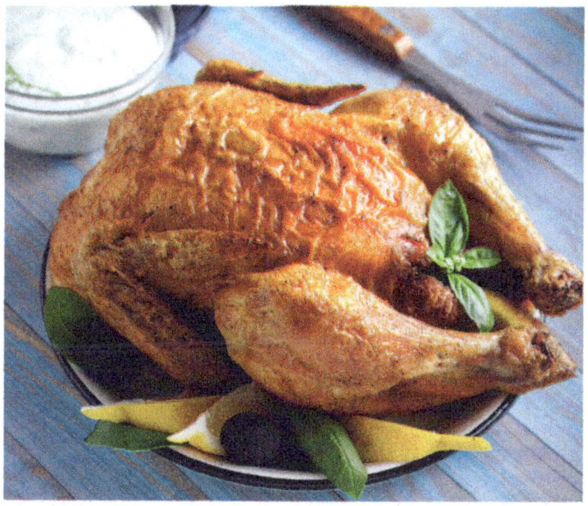

POLLO ESTOFADO EN UNA OLLA CON YOGUR

Un delicioso y reconfortante estofado que será bueno para su barriga. Y para su paladar. Para cuatro personas.

Ingredientes:

- 1 cucharada de aceite de oliva
- 4 muslos y piernas de pollo, articulados
- 1 cebolla picada
- 2 dientes de ajo picados
- 1 cucharada de romero
- Unos chorritos de vinagre de vino blanco
- 2 ¼ tazas de caldo de huesos
- 2 zanahorias, peladas y picadas
- ½ taza de caldo de setas (ver nota)
- 1 cucharadita de tomillo
- 2 cucharadas de yogur

Para servir

- Puré de patatas

Preparación:

Calentar el aceite en una cazuela, a fuego medio-alto, freír el pollo y darle la vuelta de vez en cuando hasta que esté dorado por todas partes, 4-5 minutos. Pasar a una fuente. Añadir la cebolla y rehogar hasta que esté blanda, unos 5 minutos. Añadir el ajo y el romero y desglasar la olla con el caldo y raspar el fondo de la sartén para obtener todo lo delicioso. Reduzca el fuego a medio, añada el pollo, el caldo de hongos, las zanahorias y sazone, tape y cueza a fuego lento, dándole vueltas de vez en cuando, durante unos 20 minutos hasta que esté bien cocido. Entonces, apague el fuego y añada el yogur y el tomillo. Servir con puré. Y calabacines al vapor.

Nota: Setas secas, nada del otro mundo. Aproximadamente ½ taza. Hervir una taza y un poco de agua, verter y dejar reposar unos 20 minutos. También se puede cocer a fuego lento durante 5 minutos y reducir un poco el agua. Pasa por un colador fino y desecha las setas. No pasa nada si tienes más caldo del que necesitas; puedes guardarlo y congelarlo para añadirlo a un guiso más adelante.

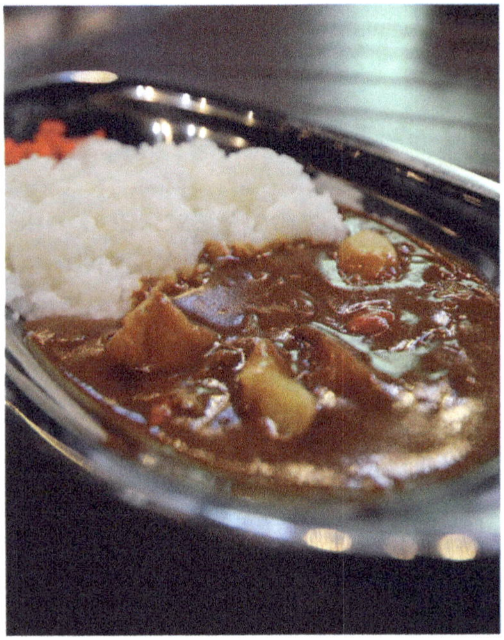

CURRY JAPONÉS

¿Curry? No te preocupes, usamos curry suave en polvo. También puedes mezclar el tuyo propio para poder elegir las especias, pero un poco de curry suave y cúrcuma extra debería estar bien cuando estás en remisión.

Esto también es un buen guiso para cuando no te sientas bien. Para mantenerlo al estilo japonés, añade un poco de miso blanco suave y omite el curry. Este delicioso plato sirve para cuatro personas.

Ingredientes:

- 2 cucharadas de aceite omega 3
- 2 filetes de pechuga de pollo, cortados en trozos
- ½ cebolla, cortada en rodajas
- 1 ½ zanahorias grandes, cortadas en trozos
- 2 cucharadas de mantequilla
- 1 ½ cucharadas de harina de garbanzos
- 1 cucharada de polvo de curry suave
- 1 patata, pelada y cortada en trozos
- 2 cucharadas de salsa de soja
- 1 cucharada de miso blanco ligero
- 2 cucharadas de zumo de manzana, sin endulzar
- 2 cucharaditas de miel cruda
- Cebollino picado, para servir
- Arroz de grano corto al vapor, para servir

Preparación:
Calentar el aceite a fuego medio-alto y dorar el pollo hasta que esté dorado, unos 2-3 minutos y reservar. Añadir la cebolla y las zanahorias y cocinar hasta que empiecen a ablandarse, 5 minutos y reservar.

Añadir la mantequilla y calentar hasta que empiece a hacer espuma, 2 minutos y luego añadir la harina y hacer un roux de color claro, unos 2-4 minutos. Añada el curry en polvo y remueva, luego añada gradualmente el caldo, luego añada la patata y las verduras; deje cocer a fuego lento hasta que las verduras estén parcialmente cocidas, unos 5 minutos.

Sazone con la soja, el zumo de manzana y la miel. Añada el pollo y cocine a fuego lento hasta que las verduras estén tiernas y el pollo esté cocido, 10 minutos. Añada el miso. Servir cubierto con el cebollino y junto al arroz preparado según el paquete.

Sugerencias: Hazlo todo vegetal con caldo vegetal. O con carne de cerdo.

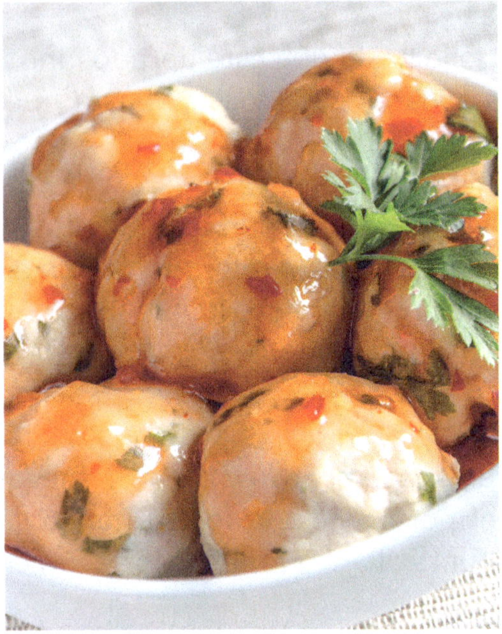

ALUBIAS BLANCAS ESTOFADAS CON ALBÓNDIGAS DE POLLO Y PARMESANO

Este es un plato fácil que puedes convertir en vegetariano cambiando el pollo por lentejas. Como siempre, corta todo lo que no puedas comer y sustitúyelo por lo que sí puedas (ajo y cebolla en polvo, etc.). Esta comida sirve para cuatro personas.

Ingredientes:

- 2 tazas de caldo de huesos/caldo de verduras
- 1 cucharada de aceite de oliva
- 1 cebolla finamente picada
- 3 dientes de ajo picados
- Lata de 28 onzas de alubias blancas, escurridas y enjuagadas
- 2 ramitas de tomillo
- 1 taza de col rizada, col rizada pequeña o espinacas cortadas en rodajas finas
- 1/3 de taza de parmesano rallado, extra para servir

Albóndigas de pollo

- 1 libra de pollo molido
- ½ taza de parmesano rallado
- ½ taza de pan rallado fresco
- 1 huevo batido
- 1 cucharada de tomillo

Preparación:
Mezclar todos los ingredientes para las albóndigas y colocar en cucharadas colmadas en una bandeja de horno. Hervir el caldo a fuego medio, cocer las albóndigas por tandas y dejar cocer 4-5 minutos. Retirar con una espumadera y reservar el caldo.

Calentar el aceite en una cacerola a fuego medio y añadir la cebolla y el ajo y remover hasta que estén blandos, 4-6 minutos. Añadir las judías, el tomillo y el caldo y cocer a fuego lento hasta que se reduzcan a la mitad, unos 4-5 minutos.

Añadir la col rizada y remover hasta que empiece a ablandarse, 1-2 minutos, luego añadir las albóndigas y remover para que se calienten. Añada el parmesano y sazone con pimienta negra. Servir con más tomillo y parmesano si es necesario.

Sugerencias: Reduce el parmesano a la mitad para tener una comida más saludable. Haz la mitad de pollo y la mitad de lentejas cocidas. Omite la col rizada si te molesta y utiliza espinacas o incluso calabacín.

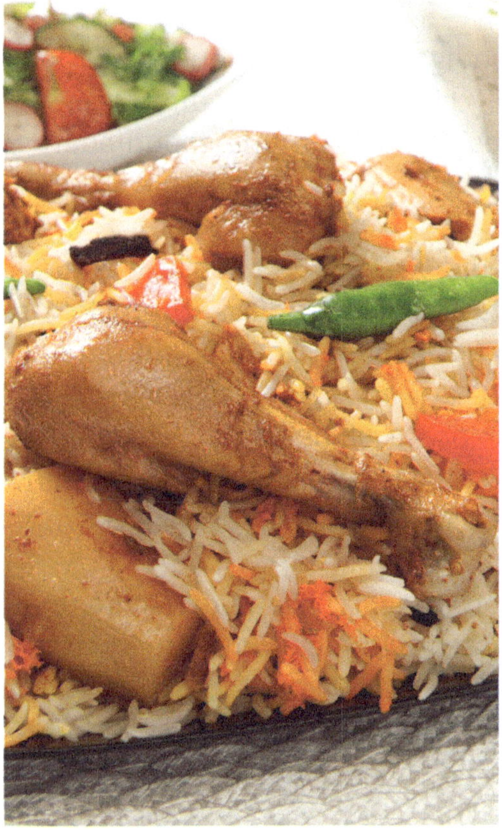

POLLO ALBARICOQUE BIRYANI

¡Ñam!. Eso es todo lo que podemos decir. Por favor, cambia los ingredientes que pueden molestarte. Sabemos que parece un trabajo duro, pero no lo es. Hay una serie de ingredientes, pero no debería haber nada que no puedas conseguir. Si lo hay, déjalo fuera. En este libro se trata de hacer sustituciones para que cada receta se adapte a ti.

Para esta receta, puedes marinar el pollo la noche anterior. Pero si se le olvida, hágalo una hora antes de cocinar, ¡no se lo diremos a nadie! Esta receta sirve para 4-6 personas.

Ingredientes:

- 1 cebolla cortada en rodajas
- ¼ de taza de aceite omega 3
- 2 ½ cucharadas de pimentón dulce
- 1 cucharada de cada uno de los granos de pimienta negra, semillas de comino y semillas de cilantro
- 1 cucharadita de cúrcuma molida y de chile molido
- ¼ de cucharadita de cada uno de los clavos, canela y nuez moscada molidos
- 3 vainas de cardamomo
- 1 hoja de laurel
- 2 tazas de yogur natural espeso
- ½ taza de menta y cilantro finamente picados, y más para servir
- 1 ½ cucharada de jengibre rallado

- 4 dientes de ajo, rallados
- 1 chile verde largo, sin semillas, cortado en rodajas finas (opcional)
- 4 muslos de pollo
- 4 muslos de pollo
- 1/3 de taza de albaricoques secos, ablandados en agua caliente durante 15 minutos y escurridos
- 6 albaricoques ligeramente inmaduros, cortados por la mitad
- 2 ¾ tazas de arroz basmati
- Un poco de mantequilla
- ½ taza de leche
- ¼ de cucharadita de hebras de azafrán
- Gajos de lima, para servir
- Rodajas de albaricoque adicionales, para servir

Preparación:
Freír la cebolla en un poco de aceite a fuego medio-alto en una cacerola hasta que se dore de 6 a 8 minutos, luego retirarla. Tostar las especias en seco y el laurel a fuego medio y luego mezclarlas en un pequeño procesador de alimentos o machacarlas con un mortero o un molinillo de especias. Añadir esta mezcla a la cebolla junto con el yogur, las hierbas, el jengibre, el ajo y el chile y un poco de sal marina. Mezclar bien. Cubrir el pollo y refrigerar toda la noche.

Extender el pollo en una cacerola pesada con tapa hermética y meter los dos lotes de albaricoques alrededor de los trozos de pollo. Combinar el arroz, un poco de mantequilla y aceite y suficiente agua sazonada para cubrir un centímetro. Hervir. Escurrir y extender el arroz sobre el pollo.

Añadir leche (también se puede utilizar leche de pistacho o de macadamia o de anacardo) y azafrán y un poco de mantequilla en una cacerola. Hervir a fuego lento y verter sobre el arroz. Cubrir con papel de aluminio y luego con la tapa. Cocer a fuego lento durante 50 minutos. No destapar y dejar reposar 15 minutos. Servir caliente con hierbas y lima y albaricoque.

Sugerencias: Racionalizar un poco esto con trozos de pollo, y salteando la cebolla y el ajo y mezclando todas las especias en el procesador de alimentos con el yogur.

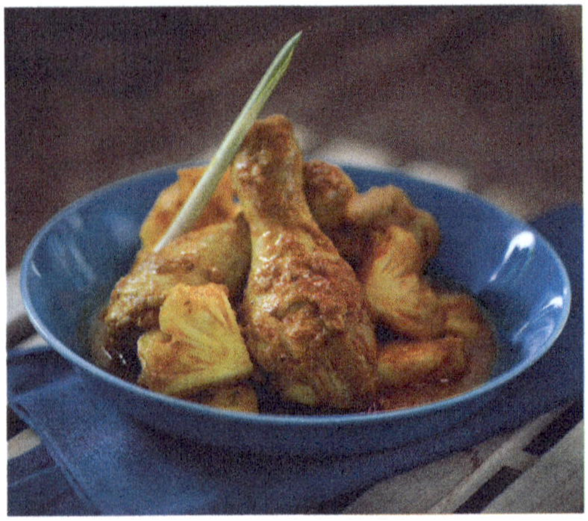

POLLO A LA CÚRCUMA CON CHIRIVÍA Y PIÑA

Un delicioso plato lleno de cosas buenas para tu barriga y tu CU. Sirve para cuatro personas.

Ingredientes:

- 3 libras de pollo, cortado en trozos (o trozos de pollo)
- 1 cúrcuma fresca, picada gruesa
- 2 dientes de ajo, picados finamente
- 1 hierba limón, sólo la parte tierna, finamente picada
- ½ piña, cortada en trozos
- Gajos de lima, para servir

Ensalada de chirivía

- 1 chile verde pequeño sin pepitas
- 2 cucharadas de azúcar de palma
- ¼ de taza de zumo de lima
- ¼ de taza de salsa de pescado
- 2 chirivías grandes, peladas y cocidas al vapor o asadas hasta que estén tiernas, cortadas en rodajas
- 3 chalotas rojas, cortadas en rodajas finas
- ½ taza de menta, arrancada

Preparación:

Precaliente el horno a 450F y coloque una sartén de hierro fundido a fuego alto. Haz un corte profundo en el pollo y coloque los trozos con la piel hacia arriba. Machaca la cúrcuma, el ajo y la hierba limón en un mortero y sazona, y extiende sobre la piel del pollo. Dar la vuelta al pollo y cocinarlo hasta que esté dorado y un poco chamuscado, luego pasar la piel hacia arriba a una bandeja de horno forrada y asarlo hasta que esté bien cocido, entre 16 y 20 minutos. Limpia la sartén y cocine la piña, dándole la vuelta una vez hasta que esté dorada, de 3 a 5 minutos. Para la ensalada, machacar los chiles y el ajo en un mortero y el azúcar de palma, la lima y el pescado. Mezclar con las chirivías, las chalotas y la menta. Servir con el pollo y la piña y los trozos de lima.

Sugerencias: Prueba con zanahorias, boniato o calabaza en lugar de la chirivía. O colinabo o jícama en rodajas finas.

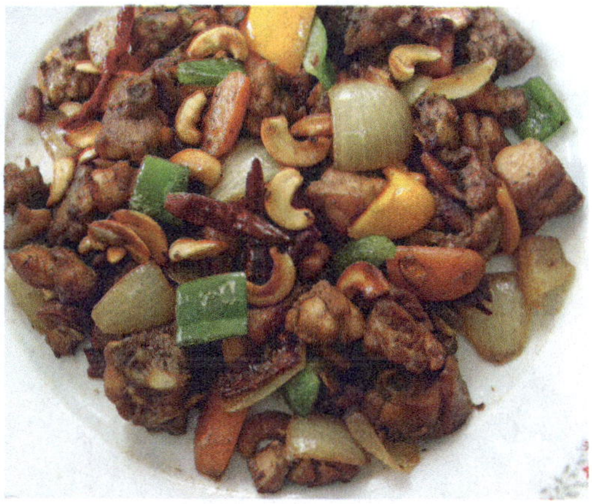

POLLO AL PIMENTÓN CON PATATAS Y PUERROS, Y CHUCRUT

Este plato está lleno de cosas buenas. Y delicioso. Si quieres, añade también muchas verduras al vapor. Esta receta sirve para cuatro personas.

Ingredients:

- 8 muslos de pollo con hueso
- 2 dientes de ajo
- 2 cucharaditas de pimentón ahumado
- 1 cucharadita de pimentón dulce
- 1 cucharadita de semillas de alcaravea
- 2 limones, exprimidos y pelados
- 1 cucharada de tomillo
- Aceite de oliva en spray
- 1 libra de patatas peladas
- 2 puerros
- ½ taza de eneldo
- 2 tazas de chucrut

Aderezo de yogur

- 1 taza de yogur griego natural
- 1 cucharada de vinagre de vino blanco
- 2 cucharaditas de mostaza de Dijon
- ½ diente de ajo, finamente picado

Preparación:

Corte la piel del pollo en algunos lugares y póngalo en un bol de cristal. Mezcle el ajo, los pimentones, el limón y una pizca de sal y semillas de alcaravea en un miniprocesador de alimentos y luego viértalo sobre el pollo y frótelo bien. Dejar marinar 10 minutos. Cocer las patatas en agua hirviendo hasta que estén tiernas, 5-6 minutos, escurrirlas y colocarlas en un bol. Rocíe los puerros y cocínelos en papel de hornear en un horno a 450F durante unos 10-15 minutos, dándoles la vuelta una o dos veces. Retirar cuando estén tiernos. Picarlos y picar la patata. Batir el aderezo de yogur y mezclarlo con las patatas y los puerros y el eneldo. Escurre el pollo, rocíalo con aceite y, en la misma sartén donde tenías los puerros, añade el pollo, dándole la vuelta y cocinándolo hasta que se dore y se oscurezca por partes, unos 20-25 minutos. Servir con ensalada y una cucharada generosa del chucrut probiótico (añadir más si es necesario).

***Nota**: Servir también con una ensalada verde simple o con una simple verdura al vapor de su elección.*

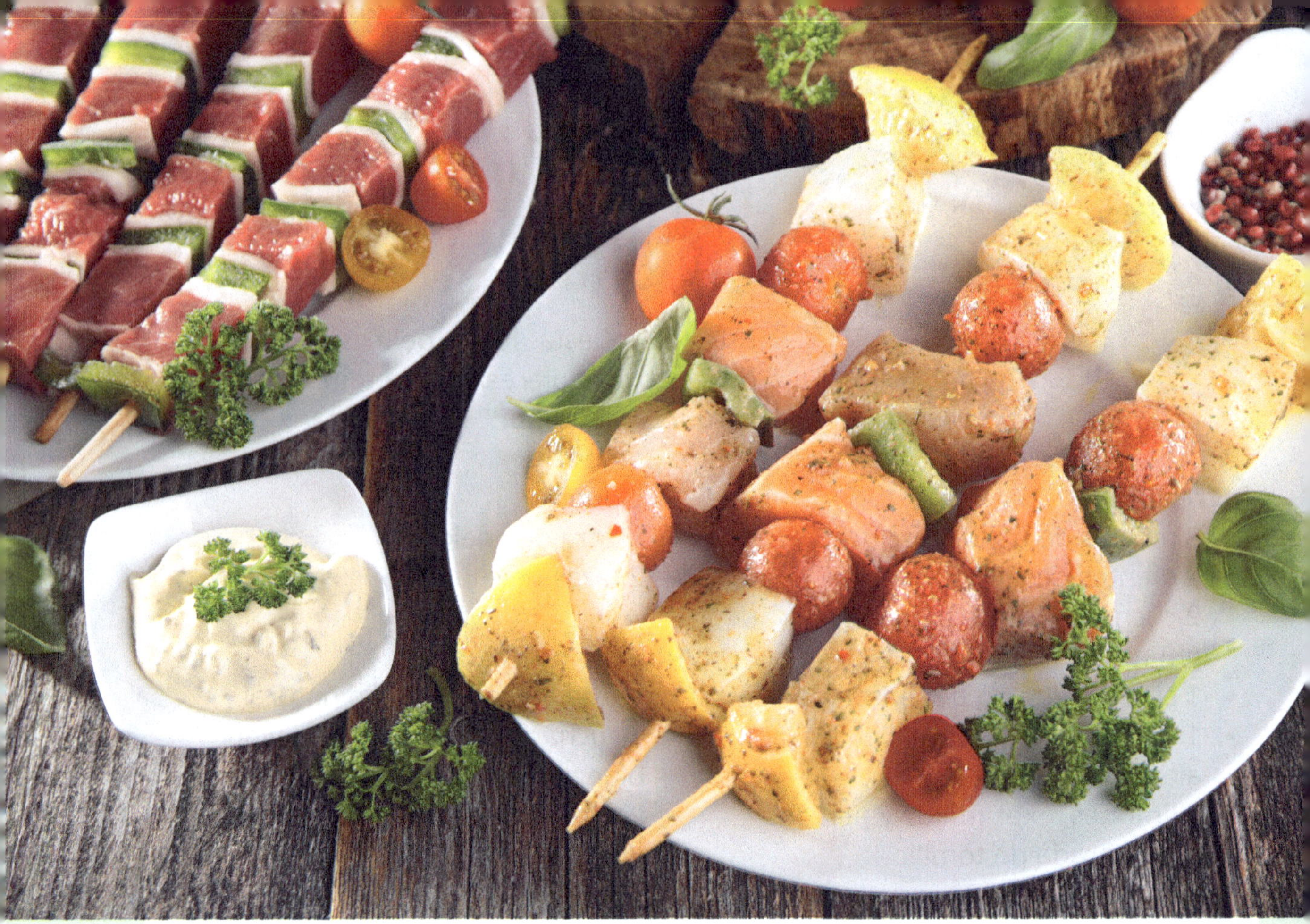

CARNE Y PESCADO

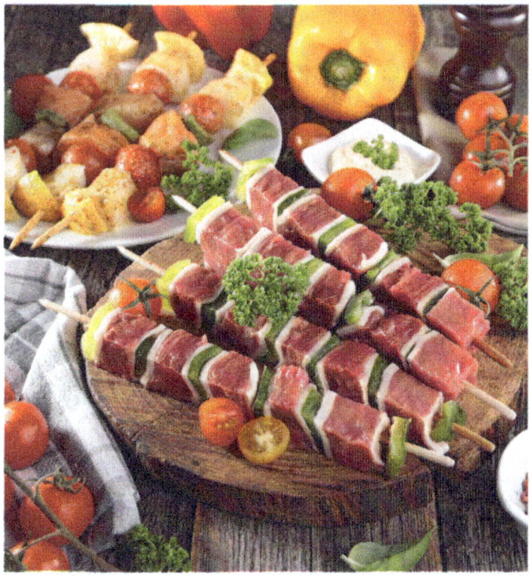

CARNE Y PESCADO

Hay muchas cosas que puedes hacer con la carne y el pescado, desde freírlos en la sartén o asarlos hasta servirlos con ensalada o verduras y puré. Puedes servirlos en sándwiches y también con pasta.

Tenemos una pequeña selección, con más cosas mostradas al detalle por el libro. Algunas ideas rápidas son:

Pescado

- Pescado escalfado en caldo con fideos o arroz o granos antiguos
- Salmón al vapor sobre puré de chirivía con salsa de limón y ajo y toneladas de perejil
- Sándwiches rápidos de pescado con mantequilla de aguacate
- Mezclado a través de la ensalada
- Frito a la sartén con verduras o puré
- Tacos de pescado sencillos con aguacate y lima
- Ensalada de atún
- Atún mezclado con hinojo estofado, semillas molidas de hinojo y pasta, ralladura de naranja, parmesano rallado, perejil y ajo frito (o ajo en polvo)

Cordero

- Trozos de cordero braseados en un poco de aceite de oliva, agua y romero y un diente de ajo hasta que se forme una salsa y mezclados con pasta de oreja pequeña y queso parmesano
- Chuletas de cordero fritas en la sartén con puré y hojas de ensalada
- Salteado de cordero y verduras sobre arroz
- Cordero asado con romero y patatas y boniato asados
- Sopa de cordero con cebada y pimientos rojos
- Tacos de cordero con judías negras y lima y boniato

Carne de vacuno

- Tacos de carne molida con salsa picante, lechuga y yogur
- Boloñesa a la pimienta roja
- Filetes al minuto con patatas y ensalada
- Ensalada de carne de vacuno sobrante
- Pastel de ternera al pastor
- Estofado de cebada y ternera
- Tazón de ternera y judías negras
- Sándwich de ternera, mostaza y cheddar blanco afilado

Cerdo

- Sándwich caliente de cerdo asado con pepinillos probióticos o kimchi y queso cheddar fundido
- Cerdo cocinado con antelación con puré y ensalada o verduras al vapor
- Chuletas de cerdo al horno con manzana o pera y patata, servidas con chucrut, salsa de yogur y pimentón y verduras al vapor con eneldo
- Tacos de cerdo con mango y salsa de tomatillo
- Carne de cerdo con ensalada
- Tartas de cerdo y cerveza hechas como un pastel de pastor

Puedes adaptar muchas recetas simplemente reduciendo la grasa y los azúcares, cambiando la nata por el yogur y la harina blanca por una ensalada más sana y sin gluten, y por supuesto, eligiendo las verduras que sean agradables para tu barriga y tu CU.

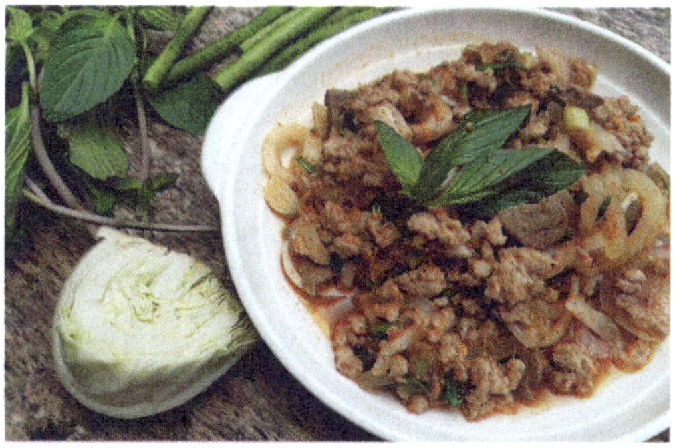

CERDO LARB

Esta es una estupenda ensalada de carne originaria de Tailandia. Y también es buena con arroz. Este plato sirve para cuatro personas.

Ingredientes:

- ½ taza de caldo de huesos
- 2lb de carne de cerdo molida
- 1 cucharada de arroz pegajoso tostado (ver nota)
- 2 hojas de lima kaffir, cortadas en rodajas finas (opcional si no las encuentra)
- Un buen chorro de salsa de pescado
- Escamas de pimienta roja
- 4 chalotas rojas, cortadas en rodajas finas
- 2 limas, exprimidas

Para servir

- 1 pepino inglés, pelado y sin pepitas y cortado en rodajas largas
- ½ lechuga iceberg
- 1 taza de albahaca tailandesa, menta y cilantro
- Mejillas de lima

Preparación:

Calentar el caldo en una sartén grande y añadir la carne de cerdo y el arroz y cocinar, removiendo, durante 3 minutos. Añadir las hojas de lima, el polvo de arroz tostado, la salsa de pescado y cocinar 2 minutos. Retirar del fuego y ajustar los condimentos con la salsa de pescado de lima y los copos de chile. Incorpora 2/3 de hierbas y sirve con verduras, hierbas y mejillas de lima y una guarnición de arroz al vapor.

Sugerencia: Prueba esta receta con pollo en lugar de cerdo.

Nota: Puedes comprar las hojas por internet o en tiendas de alimentación asiáticas, frescas, secas o congeladas. Si las compras frescas, envuélvelas bien y congela las porciones no utilizadas. El polvo de arroz se puede encontrar en línea o en las tiendas de comestibles asiáticas. Si no lo encuentras, utiliza un poco de arroz y tuércelo en seco hasta que esté dorado y fragante. A continuación, mézclalo durante un rato en tu procesador de alimentos, utilizando una espátula para mezclar los granos, hasta que quede casi fino. Guárdelo en un frasco hermético. Es un buen aditivo de textura y un ligero espesante.

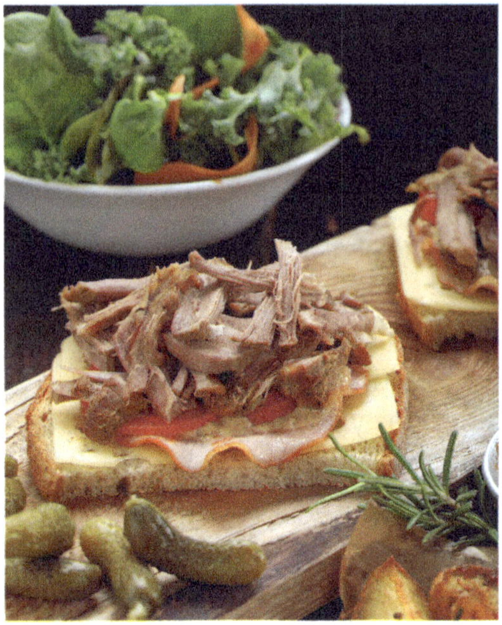

CARNE DE CERDO DESMENUZADA, VERDURAS MARCHITAS, PATATAS Y SALSA DE QUESO

Esta es una estupenda ensalada de carne originaria de Tailandia. Y también es buena con arroz. Este plato sirve para cuatro personas.

Ingredientes:

- 2 patatas grandes, cortadas en rodajas finas.
- 1 cucharada de aceite de oliva virgen extra
- 4 chalotas, cortadas en rodajas finas
- 1 manojo de acelgas, con las pencas y las hojas separadas y picadas gruesas.
- 1 manojo de col rizada, picada en trozos grandes
- 4 dientes de ajo, picados finamente
- 1 ración de cerdo asado a fuego lento para preparar

Salsa de queso

- 2,8 oz de mantequilla picada
- 2,8 de harina de besan
- 6 tazas de leche o leche de nueces
- ½ taza de cheddar blanco afilado
- ¼ de taza de parmesano rallado, más el extra

Preparación:
Precalienta el horno a 485F. Cocina las papas en agua hirviendo hasta que estén tiernas, escúrrelas y colócalas en una fuente para lasaña. Reparte la carne por encima. Caliente el aceite en una cacerola a fuego alto y añada las chalotas, las pencas de acelga picadas, la col rizada y el ajo y cocina hasta que estén tiernos, 4-5 minutos. Añadir las hojas de acelga y cocinar, tapadas, hasta que estén tiernas, 3-5 minutos.

Repartir sobre la carne.

Derretir la mantequilla a fuego alto, añadir la harina y cocinar hasta que esté dorada pálida, 2 minutos, añadiendo gradualmente la leche. Añadir el parmesano y el cheddar y remover hasta que se espese y se derrita. coloca la carne con una cuchara, espolvoree más parmesano y hornee hasta que esté dorada y burbujeante, de 10 a 15 minutos. Servir con una ensalada de acompañamiento o con verduras tiernas al vapor.

Sugerencia: Si la col rizada y las acelgas son demasiado, prueba a sustituirlas por espinacas. Si quieres que sea vegetariano, omite la carne. O sustituye la carne de cerdo por el pollo preparado. Prueba con boniato o calabaza de invierno en lugar de la patata.

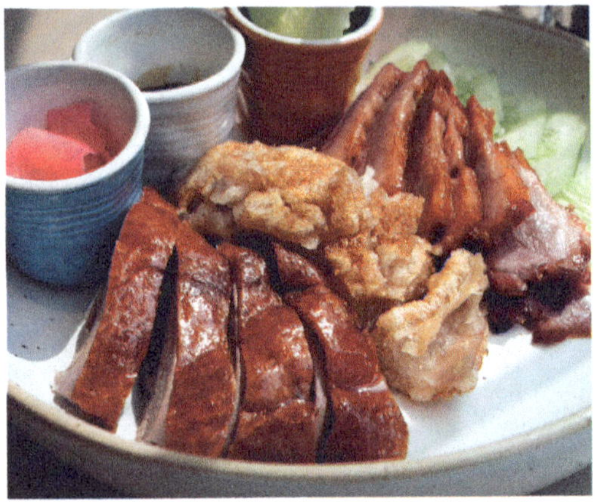

CERDO ASADO LIMPIO

Esto se hizo para un amigo que tuvo una reacción alérgica a la cebolla y al ajo. Puedes añadirlos si quieres, pero también está bien tal cual si tienes una reacción o si tu CU te hace sensible. Esta receta sirve para cuatro personas.

Ingredientes:

- Lomo de cerdo de 1,5 libras, enrollado
- 3 limas, exprimidas
- 1 cucharada de soja
- 1 cucharada de aceite de sésamo tostado
- Calabacines y zanahorias al vapor, para servir
- Puré de boniato y patata, para servir

Preparación:

Precalentar el horno a 325F. Mezclar el zumo, la soja y el aceite de sésamo. Ajústelo según sea necesario. Unte la carne de cerdo y déjela reposar durante 15 minutos. Prepare las verduras. Colóquelas en una fuente de horno pequeña forrada con papel de hornear y áselas durante 35-40 minutos, o hasta que los jugos salgan claros al pincharlas con un cuchillo. Sacar del horno y dejar reposar, tapadas sin apretar, con papel de aluminio.

Mientras tanto, hierve y tritura las patatas (hay muchas recetas aquí) durante 10-15 minutos o hasta que estén tiernas, escúrrelas y tritúralas con yogur y una pizca de sal marina y pimienta blanca. Cocer las verduras al vapor hasta que estén muy tiernas, unos 7-8 minutos. Corta el cerdo en rodajas y sírvelo con el jugo de la sartén.

Sugerencia: Asa las pechugas de pollo así, o incluso un pollo entero. Las sobras son buenas mezcladas en una ensalada o en un sándwich con mantequilla de aguacate.

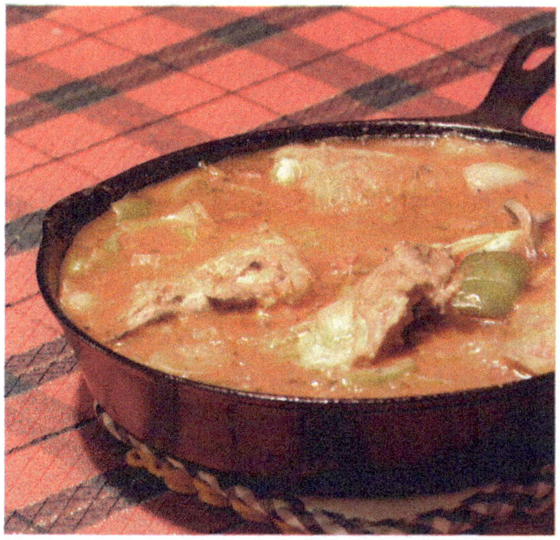

CORDERO CACCIATORE

Un delicioso plato de cordero. Merece la pena prepararlo. Sirve para seis personas.

Ingredientes:

- 2 cucharadas de aceite de oliva virgen extra
- 2 libras de carne de cordero para guisar
- 10 dientes de ajo enteros
- 8 ramitas de romero
- 2 tazas de vino blanco seco
- 3 tazas de caldo de huesos

Para servir

- Puré de boniato
- Calabacines al vapor

Preparación:

Calentar el aceite en una cazuela grande a fuego medio-alto y sellar el cordero hasta que se dore, 2 minutos por cada lado. Añadir el ajo y el romero y desglasar con el vino y el caldo de pollo suficiente para cubrir la mitad del cordero. Sazonar. Dejar cocer a fuego lento y medio y cubrir parcialmente con una tapa hasta que el cordero esté cocido, aproximadamente 1 hora. Retirar del fuego y dejar reposar. Servir con puré y/o calabacín.

Nota: Añadir menos o más ajo según se pueda tolerar. También se pueden descartar.

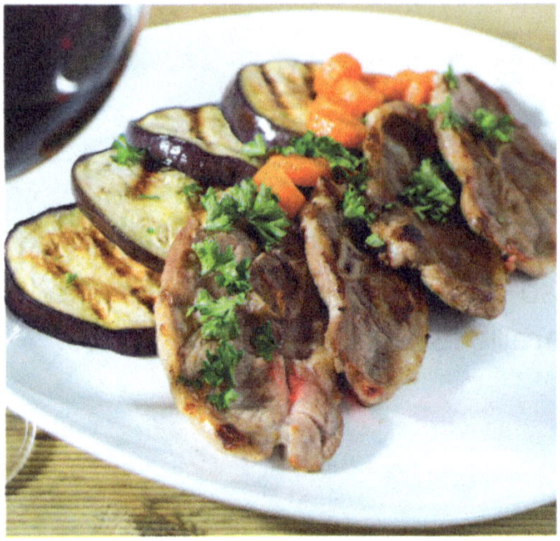

BERENJENAS CON CORDERO

La berenjena y el cordero están hechos para ir juntos. Este plato es muy delicioso y tiene un toque griego.

Lo hemos adaptado a tu CU, pero siéntete libre de hacer otros cambios. Para cuatro personas.

Ingredientes:

- 1 cucharada de aceite de oliva
- 2 berenjenas
- 1 cebolla, cortada en rodajas finas a lo largo
- 2 dientes de ajo, cortados en rodajas finas
- 2lb de cordero picado
- 7 oz de tomates en lata (se pueden sustituir por pimientos rojos asados), triturados
- ½ taza de vino tinto
- 1 cucharadita de canela de Ceilán
- ½ cucharadita de clavo de olor molido
- 1 puñado de espinacas picadas
- 1 calabacín, cortado en dados
- ½ taza de puré de batatas
- 1/3 de taza de queso pecorino rallado o queso feta desmenuzado

Salsa bechamel

- 2 cucharadas de mantequilla con aceite de oliva
- 2 cucharadas de harina de besan (garbanzo)
- ½ taza de leche
- ½ taza de yogur
- 1/3 de taza de queso pecorino rallado
- Una pizca de nuez moscada

Preparación:
Precalentar el horno a 300F. Cortar la berenjena por la mitad y ponerla boca abajo, rociarla con un poco de aceite (o aceite en spray) y asarla hasta que esté tierna en una bandeja de horno forrada con papel pergamino, unos 40-45 minutos.

Mientras tanto, calentar el aceite restante en una cazuela a fuego medio-alto y cocinar la cebolla y el ajo durante 4-5 minutos. Añadir el cordero, el tomate, el vino y las especias. Tapar y cocinar hasta que los sabores se mezclan, unos 45 minutos.

Retirar las berenjenas y el corazón, picar la carne y añadirla a la cazuela. Rellenar las cavidades con el cordero.

Preparar la bechamel derritiendo la mantequilla a fuego medio, añadiendo la harina y cocinando hasta que se dore, de 2 a 3 minutos. Bata lentamente el yogur y la leche y cocina hasta que espese y burbujee, 5 minutos, y luego incorpore el queso y la nuez moscada.

Aumentar el horno a 400F. Vierta la salsa sobre el cordero, cubra con el queso y cocina hasta que el queso se derrita y la berenjena esté bien cocida, de 12 a 15 minutos.
Sírvelo con verduras al vapor, hortalizas o puré de patatas.

Sugerencias: Las lentejas quedan muy bien con la berenjena; no dudes en sustituir las lentejas por cordero, o la mitad del cordero por lentejas, y prueba también con yogur sin leche.

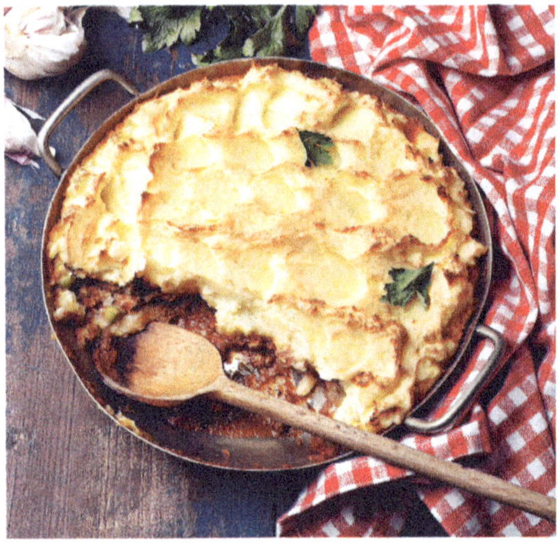

PASTEL DE CORDERO

A todo el mundo le gusta una buena tarta, y ésta es estupenda. Adáptelo a las necesidades de su CPU. Este delicioso plato sirve para ocho personas.

Ingredientes:

- 1 cucharada de aceite de oliva
- 2 zanahorias, tallos de apio y cebolla, picados finamente
- 2 dientes de ajo, finamente picados
- 20 onzas de carne picada de cordero o de guiso de cordero, cortada en dados finos
- 1 ½ tazas de cerveza negra
- 3 tazas de caldo de huesos
- ¼ de taza de puré de tomate o 1/8 de taza de pasta de tomate
- ¼ de taza de salsa Worcestershire
- 1 ½ cucharadas de mostaza inglesa
- 1 ½ cucharadas de tomillo
- 2 hojas de laurel
- ½ taza de fécula de patata
- 1 huevo batido

Corteza de patata

- 2 ½ libras de patatas
- 2 tazas de yogur natural
- 2 cucharaditas de mantequilla con aceite de oliva

Preparación:
Calentar el aceite en una cazuela a fuego medio-alto. Añadir las verduras y el ajo y cocinar hasta que estén muy tiernos, de 8 a 10 minutos. Añada el cordero y cocínalo hasta que esté ligeramente dorado, 2-3 minutos. Añadir la cerveza negra y cocinar hasta que se reduzca a la mitad. Añadir el caldo y el puré o la pasta, la salsa, la mostaza y las hierbas y llevar a ebullición. A continuación, reduzca el fuego a fuego lento y cocina de 45 minutos a una hora (puede ponerlo en su olla a presión digital y seguir las instrucciones para guisar).

Mezclar la harina y el agua hasta formar una pasta, y luego incorporarla gradualmente a la mezcla de cordero. Y remover hasta que la mezcla se espese ligeramente. Pasar a una fuente de horno, dejando espacio para las patatas.

Mientras tanto, precalentar el horno a 350F, hornear las patatas hasta que estén tiernas, unos 15 minutos. Escurrirlas, devolverlas a la sartén y triturarlas con el yogur y la mantequilla hasta que estén suaves. Apilarlos sobre el cordero y cubrirlos completamente. Pincelar con ponche de huevo y hornear hasta que se dore, de 15 a 20 minutos.

Servir caliente con puré de guisantes (guisantes cocidos en caldo de huesos y triturados con un poco de ajo y ralladura de limón, si se quiere).

Sugerencias: El cordero picado facilitará la receta. Reduzca la salsa Worcestershire si es necesario. Pruébalo con puré de chirivía. Sustituye la carne por lentejas y tritúralas con aceite de oliva, ajo en polvo y agua de cocción o un poco de yogur vegano para conseguir un plato vegano.

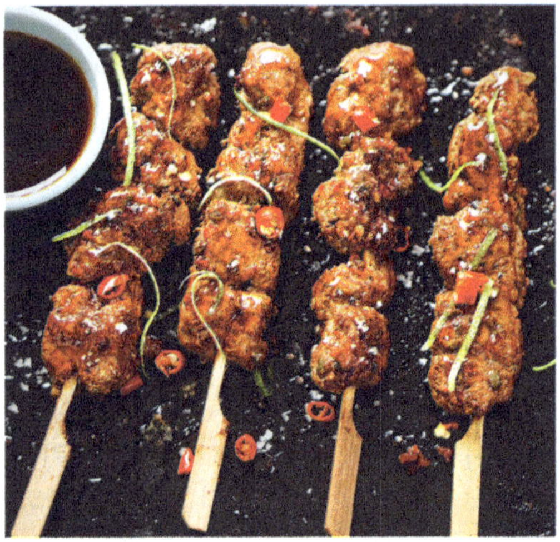

PINCHOS DE TERNERA CON PERA ASIÁTICA Y CHUCRUT

Es una pequeña variación del cerdo alemán/austríaco. Y hemos añadido pera al kraut para que sea más nutritivo. Es una merienda o cena deliciosa. Para ocho personas.

Ingredientes :

- 2 cucharadas de soja
- 1 cucharada de miel cruda
- 3 dientes de ajo picados
- 1 cucharada de semillas de alcaravea trituradas
- 2 cucharaditas de pimentón picante (o la mayor parte dulce y el resto picante)
- Un poco de jugo de chucrut
- 6 cebollas verdes, cortadas en bastones
- 2 libras de carne de cerdo, cortada en cubos, o una mezcla de carne de cerdo y batata o calabaza recién cocida

Chucrut de pera asiática

- 1 ½ tazas de chucrut probiótico
- 1 ½ peras asiáticas, peladas y ralladas (o simplemente ralladas si no soportas la piel)
- 3 cebollas verdes picadas

Preparación:

Mezcla todos los ingredientes de la marinada, mézclalos y viértelos sobre la carne de cerdo y las patatas/calabaza (si las utilizas), y déjalos reposar durante unos 15 minutos. Ensartarlas en las brochetas con las cebollas verdes. Calienta un poco de aceite en una sartén a fuego medio-alto y añada las brochetas; déles la vuelta de vez en cuando y úntalas hasta que estén glaseadas y hechas, entre 5 y 7 minutos. Añade la pera asiática, el kraut y las chalotas y sirve.

Nota: Puede preparar este plato con antelación y recalentarlo en el horno o en el microondas y servirlo sobre el arroz para un pequeño aperitivo o disfrutarlo tal cual, si lo desea.

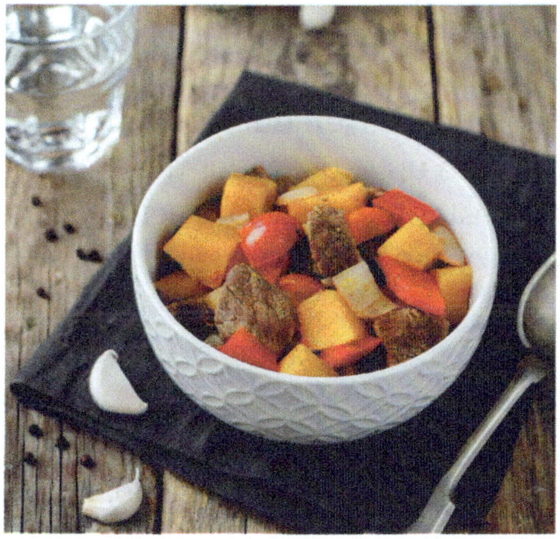

ESTOFADO DE TERNERA Y CALABAZA

Es un guiso diferente, ¡pero es excelente! Va bien con puré de patatas, arroz, una ensalada de acompañamiento o verduras al vapor si quieres estirarlo y congelar un poco, o comerlo varias veces a la semana.

Esta abundante comida puede servir hasta a seis personas.

Ingredientes:

- 2lb de carne de ternera, cortada en dados
- 2 cucharaditas de comino molido
- 2 cucharaditas de cilantro
- 6 dientes de ajo, finamente picados
- 2 chiles guajillos (más si se quiere, o chiles pasilla o simplemente escamas de pimienta)
- 3 cebollas peladas
- 1 cucharada de aceite de oliva
- 8 tazas de caldo de huesos
- 3,5 oz de albaricoques secos, cortados por la mitad
- 3 ramitas de orégano
- 1 batata, pelada y picada
- 1 libra de calabaza kabocha, cortada en trozos finos
- 1 lima, con su zumo, más trozos, para servir
- Un puñado de cilantro picado, para servir

Preparación:
Combine la carne, las especias, la mitad del ajo, sazone y mezcla, y deje reposar durante 30 minutos. Tostar las guindillas en seco en una sartén durante 1-2 minutos. Picar la mitad de las cebollas y procesarlas en un procesador de alimentos con los chiles (quitar las semillas), el ajo restante y 1 taza de agua. Dejar reposar durante 10 minutos y luego procesar hasta obtener una pasta.

Dore la carne, 5-6 minutos, y pásela a un plato. Añada la pasta y cueza a fuego lento hasta que se reduzca a la mitad, entre 8 y 10 minutos.

Corta la cebolla restante en cuartos y añádela a la olla con la carne, el caldo, los albaricoques y 5 tazas de agua.

Llevar a fuego lento y cocinar, medio tapado, hasta que la carne empiece a deshacerse, 2/5-3 horas. Añadir la patata y la calabaza y cocer a fuego lento hasta que estén tiernas, 35-30 minutos.

Añade la lima, sazona y sirve con cilantro espolvoreado por encima y la guarnición que prefieras, si quieres.

Nota: Puedes utilizar la olla lenta o la olla a presión para ralentizar o acelerar el proceso y así poder cenar cuando quieras.

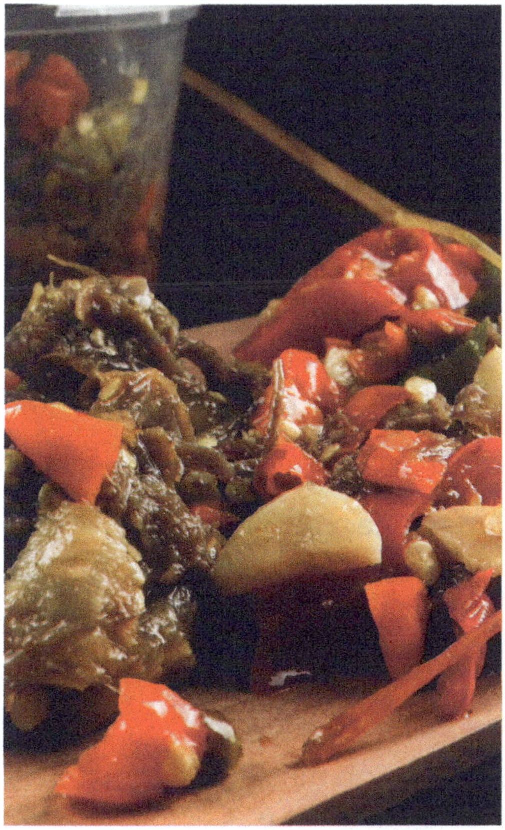

SOUVLAKI DE PECHUGA DE TERNERA

Prepare la panza de cerdo con antelación, como lo haría con la carne de cerdo.

Si quieres un plato rápido y no has preparado la falda (una olla de cocción lenta o una olla a presión son estupendas para ralentizar las cosas y olvidarte de ellas hasta que llegues a casa, o para prepararlas en media hora), puedes simplemente sustituir la carne de cerdo por la falda para prepararla con antelación.

También hemos dado una versión más simplificada de la panza de cerdo. Esta receta sirve para cuatro personas.

Ingredientes :

- 4 mini panes de pita
- 2 cucharadas de mostaza de Dijon
- ¼ de taza de perejil suelto
- ½ cebolla roja, cortada en rodajas finas

Para servir:

- Patatas fritas de boniato o de chaqueta.

Pecho de vaca

- 1 libra de pechuga, cortada en 4 trozos
- 2 tazas de vino tinto
- 2 tazas de vino de Oporto
- 1 cebolla, cortada en dados
- 2 dientes de ajo machacados
- 2 hojas de laurel
- 1 pluma de canela
- 1 cucharada de aceite de oliva
- 2 tazas de caldo de huesos

Preparación:
Mezcla todos los ingredientes de la carne, tápala y guárdala toda la noche en la nevera. Retirar la carne, colar la marinada y mantener el líquido y los sólidos separados.

Calentar el aceite en una sartén a fuego medio-alto y añadir los sólidos y cocinar hasta que estén tiernos durante 6-8 minutos. Añade la carne, sazona y dórala durante 6-8 minutos. Añade un tercio de la marinada y cocina a fuego lento hasta que se reduzca a un glaseado, unos 4-5 minutos y repite. Añadir el caldo, tapar y cocer a fuego lento hasta que la carne esté muy tierna, unas 2 ½ -3 horas. Retirar 2 tazas de líquido y reducirlo en dos tercios en otra cacerola a fuego medio-alto.

Desmenuzar en grueso y añadir a la reducción y mantener caliente.

(A la inversa, cocina los sólidos, dore la carne, reduzca el líquido yvierte en la olla lenta o en la olla a presión y cocina durante 5 horas o 30 minutos. A continuación, continúe con la receta).

Calentar el pan de pita en una sartén caliente y untarlo con mostaza. Cubrir con la falda, el perejil y la cebolla, envolver y servir con las patatas fritas.

Sugerencias: Si lo prefiere, puede sustituir el oporto por zumo de ciruelas y el vino por un chorrito o dos de vinagre de vino tinto y caldo de huesos.

Nota: Si hace más de lo que necesita, esto es excelente para comidas rápidas sobre arroz, cebada, fideos y también en ensaladas de fideos de vidrio.

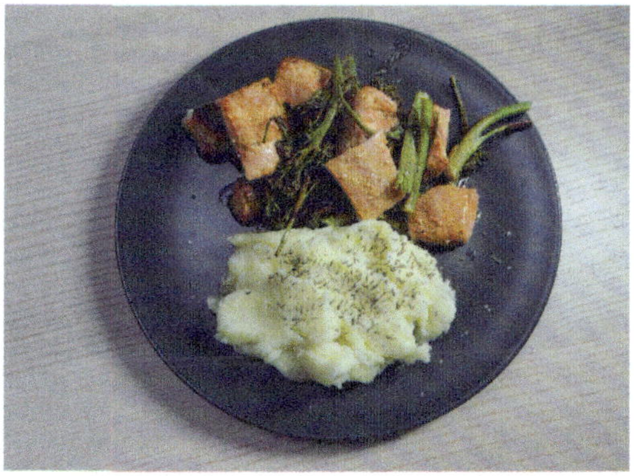

PESCADO ASADO CON SOJA, FIDEOS Y BRÓCOLI

Un agradable plato de estilo asiático con sabores limpios, como el jengibre y el pescado. Para cuatro personas.

Ingredientes:

- 1 manojo de brócoli, picado grueso
- 2 cucharadas de salsa de soja
- 1 cucharada de aceite de sésamo
- 1 diente de ajo picado
- 2 cucharaditas de jengibre finamente rallado
- 4 filetes de pescado
- 7 oz de fideos de arroz secos
- Chalotes, finamente picadas

Caldo aromático :

- 2 tazas de caldo de huesos
- ¼ taza de salsa de soja
- 1 cucharada de jengibre en juliana

Preparación:

Para el caldo aromático, cocina los ingredientes a fuego medio-alto hasta que estén fragantes, unos 10 minutos. Déjalo a un lado. Precalienta tu horno a 425F. Mezclar el brócoli con ½ aceite de soja y sésamo, el ajo y el jengibre y asarlo en una sartén, dándole la vuelta de vez en cuando, hasta que esté dorado y tierno, unos 6-8 minutos. Coloca los filetes de pescado en una bandeja de horno forrada con papel de hornear, rocía con aceite de soja y sésamo y asa durante 5-6 minutos. Mientras tanto, cuece los fideos en agua con sal durante 2 o 3 minutos, escúrrelos y repártelos en los cuencos. Cubre con el pescado y el brócoli,vierte el caldo y sirve con las cebollas verdes.

Sugerencias: El aceite de sésamo tostado es muy sabroso, puedes probarlo. Este plato estaría bien con boniatos, chirivías o calabazas de invierno. Acompaña este plato con una ensalada o con verduras al vapor si quieres añadirlas.

Nota: Si te molesta la cebolla verde, prueba a freírla en la sartén o sustitúyela por cilantro.

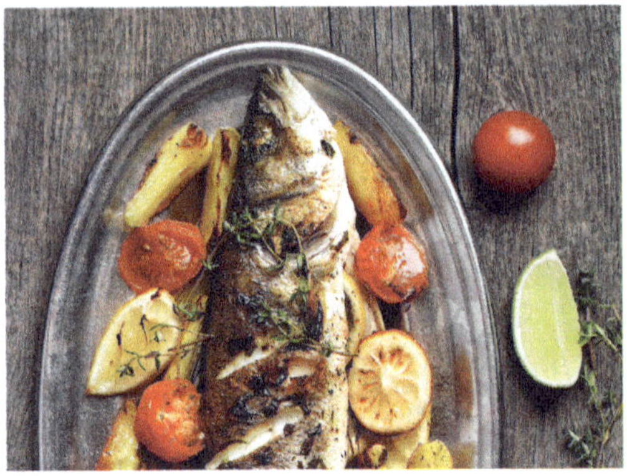

PESCADO ASADO CON PATATAS

El pescado es muy bueno para ti. Pruebe este plato con pescado entero si lo desea, pero si prefiere su comida sin rostro, puede comprar filetes en su lugar. Esta comida puede servir a cuatro personas.

Ingredientes:

- 8 patatas grandes parafinadas, peladas y cortadas en cuartos
- 2 cucharadas de aceite de oliva virgen extra, más para rociar
- 4 ramitas de orégano, con las hojas recogidas
- 2 limones, pelados y cortados en rodajas finas, más trozos para servir
- 2 dientes de ajo, cortados en rodajas finas
- 4 filetes de pescado blanco de calidad y firmeza, de aproximadamente 1,5 libras
- 2/3 de taza de vino blanco

Preparación:

Precalienta el horno a 475F. Hervir agua con sal y añadir la patata. Cocinar hasta que estén tiernos, 5 minutos. Escurrir y reservar en una fuente de horno. A continuación, añada el aceite, las hojas de parra, el limón, el ajo y los condimentos. Mézclalo bien y, con un hilo de cocina, coloca una ramita de orégano, unas rodajas de limón y los condimentos entre dos filetes y átalos. Repetir con los otros dos filetes. Colocarlas sobre las patatas, rociarlas con un poco de aceite y asarlas hasta que estén cocidas, unos 20-25 minutos. Retirar el pescado y mantenerlo caliente en una tienda de papel de aluminio. Verter el vino sobre las patatas y asarlas hasta que se doren, unos 10-15 minutos. Retirar del fuego y espolvorear con el orégano restante. Servir el pescado con las patatas, el jugo de la cocción y los trozos de limón. Y verduras al vapor o una ensalada de acompañamiento.

Sugerencias: También se puede añadir una pizca de escamas de chile. Añadir las aceitunas y las alcaparras. Sustituya la mitad del limón por lima. Pruebe los limones Meyer para obtener un sabor más suave. Sustituye la mitad de la patata por chirivía, batata o una mezcla de ambas. Esto también podría ser bueno con el salmón.

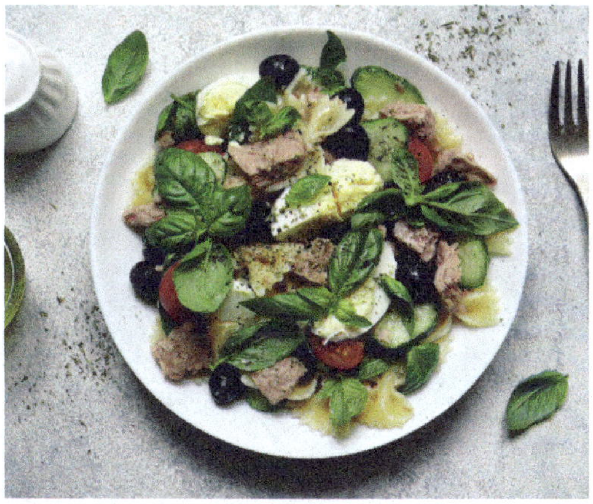

FARFALLE DE ATÚN Y GREMOLATA

El atún en lata o en frasco de calidad vale el precio extra. Resérvelos para ocasiones como ésta o para ensaladas en las que el atún puede brillar de verdad. Esta receta sirve para cuatro personas.

Ingredientes :

- 2/3 de paquete de farfalle seco
- 2 cucharadas de aceite de oliva
- 4 tazas de perejil de hoja plana, sin envasar
- 2 limones, con su zumo y cáscara
- 1 diente de ajo, finamente picado
- 14 oz de atún en rodajas en aceite, escurrido con el aceite reservado y el atún desmenuzado
- 2 cucharadas de alcaparras pequeñas saladas, enjuagadas y escurridas
- 6 aceitunas kalamata picadas

Preparación:

Cocer la pasta al dente, unos 10 minutos. Escurrir, devolver a la sartén y mezclar con la mitad del aceite. Mientras tanto, mezcla el perejil, la ralladura, el ajo y el aceite de atún hasta que estén bien picados y resérvalos.

Calentar el aceite restante en una sartén a fuego medio y freír las alcaparras hasta que se doren, unos dos minutos. Pasar a papel de cocina. mezcla la mezcla de perejil, el atún, el zumo de limón y el aceite de atún, y las aceitunas con la pasta, sazone con pimienta negra. Servir con alcaparras por encima.

Sugerencia: Pruebe la pasta sin gluten, o cocina la cebada perlada y mézclela con esto, o con otro súper grano antiguo.

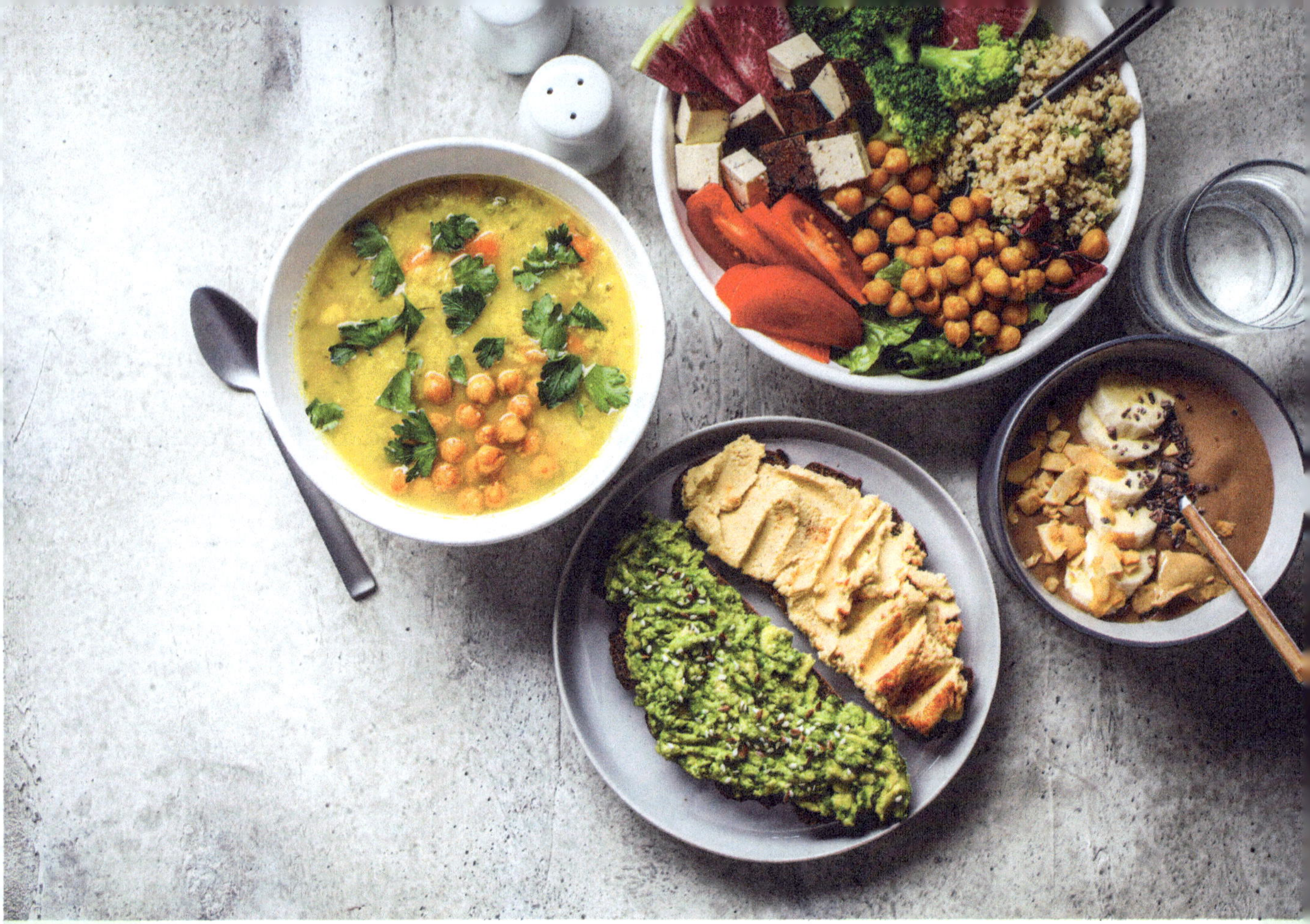

VEGANO-ISH

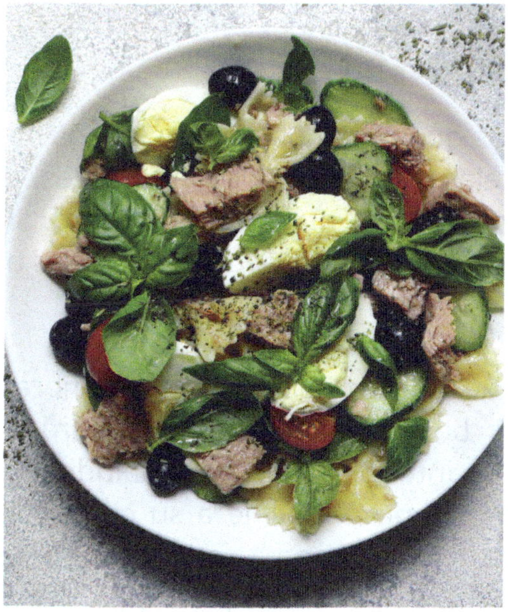

VEGANO-ISH

¿Vegetariano? Sí. Hay algunas recetas veganas aquí, así como vegetarianas. La mayoría de los veganos saben cómo sustituir las cosas con productos de origen vegetal, así que te dejamos que elijas lo que prefieras.

Si tú tampoco lo eres, no te preocupes, no son recetas del tipo tofu o arroz integral y brócoli. Y todos tenemos que comer menos carne y comer de forma inteligente, tengamos o no CU.

Y como hemos dicho, hay muchas opciones basadas en plantas. Lo único que no aprobamos es la comida basura vegana. Así que olvídate del tofurkey y del resto. Si quieres adaptar una receta de carne en otras secciones, puedes (dependiendo de tu nivel de tolerancia particular y del punto en que te encuentres en tu CU) sustituirla por los siguientes ingredientes:

- Rodajas de patata
- Batata en rodajas
- Calabaza en rodajas
- Verduras asadas
- Más judías/legumbres/arroz
- Puré de verduras
- Verduras al vapor
- Tofu

Si puede tolerar estas verduras que normalmente no se toleran (especialmente durante un brote), pruebe con ellas:

- Champiñones Portobello
- Filetes de coliflor
- Coles de Bruselas fritas en la sartén
- Brócoli salteado

La lista es interminable, pero disfruta de lo que puedas comer y que no te moleste. Y debes saber que esta sección es para ti.

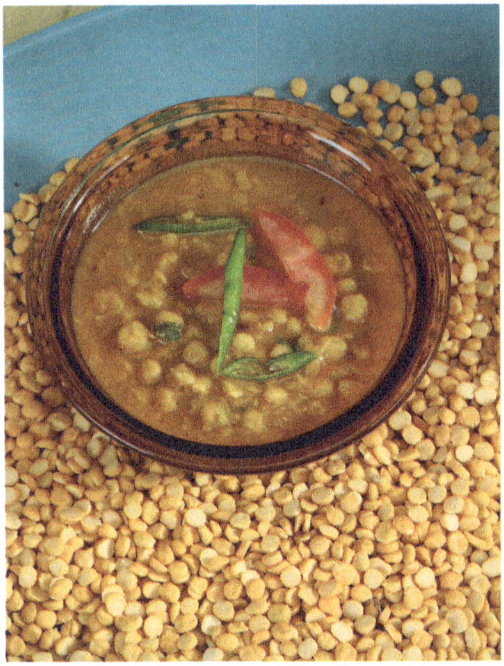

CHANNA DAHL

No negamos que tenemos algunos platos de dahl y lentejas. Las lentejas son versátiles, y el dahl también. Y es nutritivo y delicioso. Si está en remisión, puede añadir otras cosas a su dieta.

Todo lo que sea saludable, rico en fibra, proteínas y bajo en grasas, te ayudará a mantener su interior en forma y saludable. Pero como siempre, escuche a su cuerpo y elimine todo lo que no te convenga o cambia ese ingrediente. Este plato sirve para cuatro personas.

Ingredientes :

- 2 tazas de lentejas channa partidas
- 2 cucharadas de aceite de omega-3
- ½ cucharadita de mostaza en polvo
- 1 cucharadita de comino molido
- 6 dientes de ajo, finamente picados
- 1 trozo de jengibre de 2 cm, finamente rallado
- 1 cebolla finamente picada
- 2 tomates pelados y cortados en trozos
- 1 cucharada de aceite de ghee/omega 2
- ½ taza de yogur (también puede utilizar nata o crema en polvo)
- ¼ de taza de anacardos crudos, finamente molidos (una buena forma de hacer las cosas más cremosas o mantequilla de nueces).
- 1 ½ cucharaditas de cúrcuma molida
- 1 cucharadita de garam masala y de copos de pimienta roja
- Cilantro picado, para servir
- Roti o naan o pan plano o arroz, para servir

Preparación:
Enjuaga las lentejas y remójalas en agua fría durante 30 minutos, luego escúrralas. Calentar el aceite en una sartén grande y añadir las especias, el ajo, el jengibre y la cebolla y remover de vez en cuando hasta que se ablanden, unos 7-10 minutos.

A continuación, añade los tomates, los anacardos, las demás especias (no importa si las has añadido antes) y ½ taza de agua y remueve de vez en cuando hasta que la mezcla esté espesa, unos 3-5 minutos.

Añadir las lentejas con suficiente agua (unos 1,6 litros) para cubrirlas y llevarlas a ebullición, reducir el fuego a bajo y cocinar hasta que las lentejas estén tiernas (removiendo aquí y allá, 30-35 minutos). Llevar a ebullición, sazonar y añadir la nata o el yogur, y servir con cilantro y pan o arroz.

Nota: ¿No hay lentejas channa cerca de ti? No hay problema. Sustitúyelos por guisantes amarillos partidos.

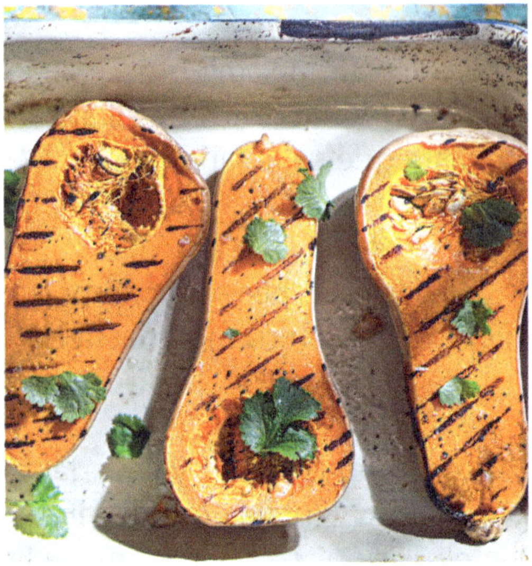

BONIATO ASADO AL TAMARI CON GIRASOL Y RÁBANO PICANTE

Un plato delicioso e interesante en el que todo está listo para tus necesidades de mejorar la CU. No olvides poner las semillas en remojo durante la noche. Este plato puede servir para cuatro o seis personas.

Ingredientes:

- ¼ de taza de azúcar moreno
- 2/3 de taza de tamari
- 1/8 de taza de aceite de oliva
- 1 calabaza *kabocha* pequeña, pelada, sin semillas y cortada en cuartos
- 1 batata, pelada y cortada en rodajas gruesas
- Aceite en spray
- Espinacas pequeñas/col rizada, para servir (opcional)
- Rábano picante, rallado finamente, para servir
- Eneldo, para servir

Crema de girasol

- 1 cucharada de pepitas
- ¼ de taza de semillas de girasol
- 1 cucharada de zumo de limón
- 1 ½ cucharaditas de tamari
- ½ taza de yogur

Preparación:
Precalienta el horno a 350F. Forra una bandeja de horno y rocía la calabaza y la patata con aceite y colócalas en la bandeja (puede que necesites dos bandejas o dos equipos) y ásalas, espolvoreando el azúcar y el tamari por ambos lados.

Cubrir con papel sulfurizado y envolver bien con papel de aluminio y hornear, 20-25 minutos. A continuación, desenvolver, dar la vuelta y hornear durante otros 10-15 minutos. Reservar, tapado sin apretar con papel de aluminio para mantenerlo caliente.

Mientras tanto, prepare la crema colando las semillas y mezclándolas con el zumo de limón y el tamari hasta que quede suave. Incorporar el yogur y rectificar la sazón.

Coloca unas hojas de espinacas tiernas o col rizada, si quieres, y cubre con la calabaza y el boniato, vierte los jugos de la cocción con una cuchara y cubre con un chorrito de tamari y crema de girasol, rábano picante y eneldo.

Sugerencias: Sirve este plato con arroz o con una ensalada verde si lo toleras.

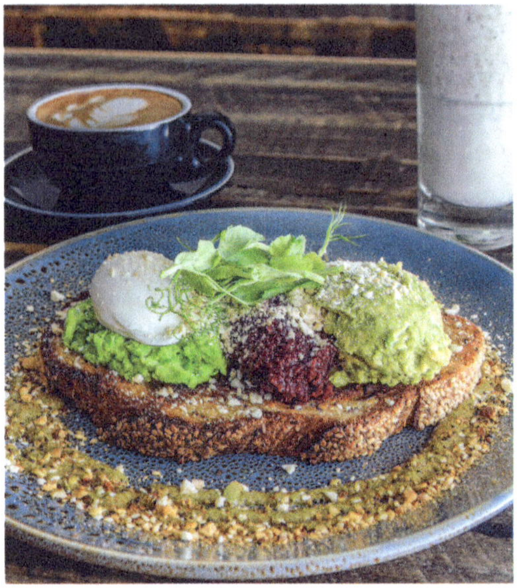

PURÉ DE REMOLACHA, QUINOA, HUEVO Y AGUACATE

Las remolachas son totalmente buenas para ti, al igual que la quinoa, los huevos y el aguacate. Así que cómelos. Y servir con una ensalada, puré o verduras al vapor. Para cuatro personas.

Ingredientes:

- 1 taza de quinoa
- 4 huevos grandes, a temperatura ambiente
- 2 remolachas, peladas y cortadas en dados
- 1 taza de cilantro picado
- ½ cebolla roja, cortada en rodajas finas
- 2-3 limas, con zumo
- 2 cucharadas de aceite de oliva virgen extra
- 1 aguacate, cortado en rodajas gruesas

Preparación:

Cocer la quinoa en una olla grande con agua hirviendo durante 9-12 minutos. Escurrir bien y secar con palmaditas para que se enfríen y se sequen, 10-12 minutos.

Pasar a un bol. Hervir los huevos al gusto (7 minutos para que sean medianos) y escurrirlos; enfriarlos ligeramente bajo el grifo, y luego pelarlos y partirlos por la mitad.

Tritura las remolachas en el mortero con una pizca de sal marina por tandas, o tritúralas en el robot de cocina hasta que queden bien machacadas. Añadir la remolacha y su jugo a la quinoa con el cilantro y la cebolla.

Batir el aliño y mezclarlo con la remolacha. Decorar con mitades de huevo y rodajas de aguacate.

Sugerencias: Hay muchas remolachas de diferentes colores, así que mézclalas si quieres. Si utilizas remolacha roja, procura usar guantes para no mancharte las manos. Si no puedes comer la cebolla y la remolacha crudas, hierve la remolacha hasta que esté blanda y añade cebolla en polvo cuando las licúes o las hagas puré.

Nota: seca bien la quinoa después de hervirla para que quede ligera y esponjosa - déjala en un colador una vez escurrida durante unos 10 minutos, luego pon la quinoa en un bol y airea los granos con un tenedor. Esto no debe confundirse con "batir" la quinoa.

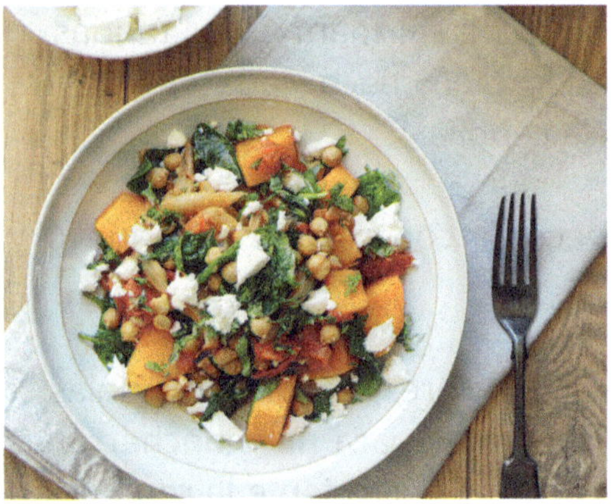

CALABAZA DE INVIERNO, GARBANZOS Y MENTA

Es un plato delicioso que se puede modificar fácilmente a su gusto. También es bueno para ti. Para cuatro personas.

Ingredientes:

- 1 kg de calabaza kabocha, cortada en trozos finos.
- Aceite de oliva en spray
- Una lata de garbanzos de 14 onzas, escurrida y enjuagada.
- ¼ de taza de piñones, tostados y triturados
- 1 trozo de pan plano libanés
- 14 oz. de yogur griego
- 1 limón, con su zumo
- 1/4 de taza de perejil y menta

Vinagreta de limón

- 1 cucharada de aceite de oliva
- 1 cucharadita de aceite de semilla de uva
- 2 cucharadas de zumo de limón
- 2 cucharadas de vinagre de sidra de manzana crudo

Preparación:

Precalienta el horno a 395F. Rocía la calabaza, sazona y revuelva para cubrirla. Colóquelas en bandejas forradas con pergamino y áselas hasta que estén doradas y tiernas, entre 40 y 45 minutos. Déjalo a un lado.

Tostar los piñones hasta que se doren. Retirar del fuego y triturar con un rodillo (eliminando cualquier agresión) o en un mini procesador de alimentos. Crujir el pan plano de 3 a 5 minutos, luego romperlo en trozos y reservarlo. Mezclar el yogur con el limón y sazonar, reservar. Batir el aliño y reservar. Colocar la calabaza y los garbanzos, el pan, las nueces picadas y las hierbas en un bol y mezclar con el aderezo de limón. Servir con yogur y perejil y menta extra.

Sugerencias: Pruebe este plato con batatas en su lugar.

BERENJENA A LA PARMESANA

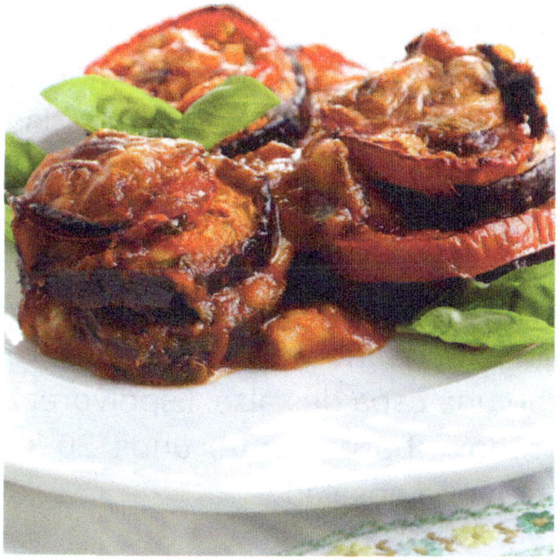

Es un alimento reconfortante por excelencia. Y vale la pena comer cuando se está en remisión de la CU.

Consulte las notas para conocer algunas sustituciones. Este plato puede parecer que lleva mucho tiempo, pero se puede preparar todo con antelación, incluso congelarlo, y luego meterlo en el horno. Sirve a ocho personas.

Ingredientes:

- 5 berenjenas, cortadas a lo largo
- Aceite en spray
- Harina de besan sazonada para espolvorear
- 1 taza de queso parmesano finamente rallado, más el extra
- 2 tazas de hojas de albahaca, más las que se necesiten
- Para servir: ensalada de rúcula y achicoria

Salsa de tomate

- 1 cebolla, cortada en dados
- 1 cucharada de aceite de oliva
- 6 dientes de ajo picados
- Lata de 14oz de tomates picados
- 20oz de pimientos rojos asados
- 2 cucharadas de orégano picado grueso

Preparación:

Se mezclan las berenjenas con un poco de sal y se dejan escurrir durante 20 minutos. Para la salsa, calentar una cucharada de aceite de oliva en una sartén, añadir la cebolla y remover de vez en cuando hasta que se caramelice, unos 5 minutos.

Añadir el ajo y cocinar durante 3 minutos. Añade los tomates y los pimientos rojos picados, pelados y sin semillas, el orégano y unas cuantas hojas de albahaca (o tallos). Cocer a fuego medio, removiendo aquí y allá, durante 30-40 minutos, hasta que la salsa esté espesa.

Desecha los tallos si los utilizas y pásalos por la batidora con más aceite de oliva y condimentos.

Rocía las berenjenas generosamente y calienta una sartén. Espolvorear las berenjenas con harina y rociarlas de nuevo, luego freírlas en tandas hasta que se doren, de 2 a 4 minutos. Retirar a las toallas de papel.

Precalienta el horno a 350F, vierte un poco de salsa en un molde para lasaña y cubre con una capa de berenjena, espolvoree con parmesano y albahaca, y repite hasta usar todos los ingredientes, terminando con una capa de salsa. Espolvorear con más queso y hornear hasta que esté dorado y burbujeante, unos 20-30 minutos. Espolvorear con más albahaca y servir con una ensalada.

Sugerencias: Para la salsa, pruebe con pimientos asados, cebolla y ajo en polvo y un puñado de albahaca en su lugar. Servir con puré de verduras o al vapor en lugar de ensalada.

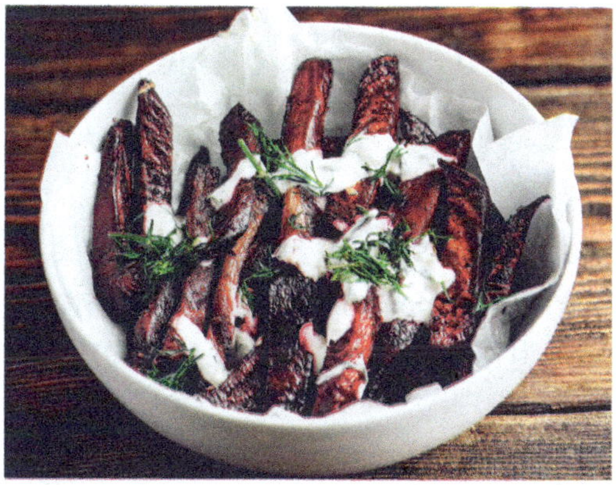

REMOLACHA AL HORNO CON SALSA DE YOGUR Y TOMILLO

La remolacha se vuelve dulce y terrosa cuando se cocina. Hemos sustituido la nata del original por yogur. Esta comida sirve para cuatro personas.

Ingredientes:

- 8 remolachas baby, lavadas, más un puñado de hojas baby, reservadas.
- 1 ¼ tazas de yogur espeso
- 3 dientes de ajo machacados
- 5 ramitas de tomillo
- ¼ de taza de queso parmesano rallado
- 2 cucharadas de pan rallado grueso de pan viejo (o secado rápidamente en la tostadora)
- 1 limón, rallado

Preparación:

Hervir la remolacha durante 15 minutos en agua con sal. Escurrir y reservar. Cuando se enfríen lo suficiente, pelar y cortar por la mitad si son grandes. Póngalos en una fuente de horno que los sostenga bien. Escaldar las hojas en agua hirviendo con sal durante 30 segundos, luego echarlas en agua fría, picarlas groseramente y añadirlas a la remolacha.

Combinar el ajo, el tomillo y el yogur en una cacerola pequeña a fuego medio y cocinar hasta que se reduzca y se espese, unos 10-12 minutos. Verter sobre las remolachas. Condimentar al gusto. Precalienta el horno a 350F. Combinar las migas, la ralladura de limón y el queso y esparcir sobre las remolachas. Hornee hasta que se dore, de 20 a 25 minutos. Servir caliente con ensalada, verduras al vapor o quinoa.

Nota: Si el yogur se separa o cuaja, no te preocupes, seguirá estando delicioso.

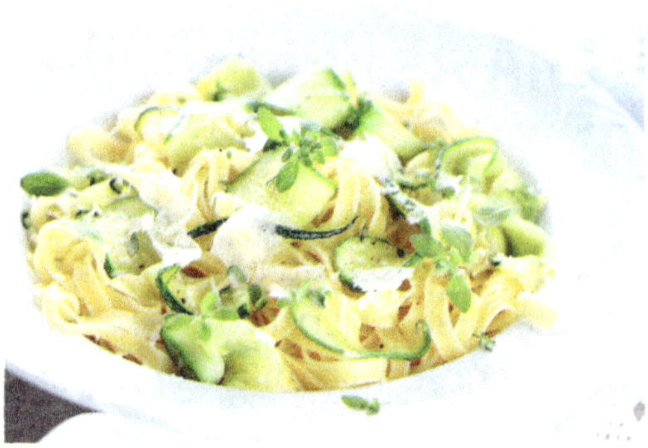

RISOTTO DE CALABACÍN CON PARMESANO Y ORÉGANO

¿A quién no le gusta el risotto? Es tan reconfortante. Aquí está nuestra versión más saludable para tu CU. Para cuatro personas.

Ingredientes :

- 1 cucharada de mantequilla
- 1 cebolla picada
- 4 dientes de ajo picados
- 1 ½ tazas de arroz para risotto
- Un chorrito de vino blanco si lo tienes o un chorrito de vinagre de vino blanco.
- 5 tazas de caldo de huesos o de verduras
- 4 calabacines, cortados en rodajas finas
- 3 cucharadas de yogur espeso
- ½ taza de queso parmesano finamente rallado
- 2 cucharadas de orégano fresco picado, para servir

Preparación:

Calentar el caldo en una cacerola a fuego lento. En otra, a fuego medio-alto, derretir la mantequilla en un cazo y añadir el ajo y la cebolla, removiendo de vez en cuando, unos 5-7 minutos. Añadir el arroz y remover para que se tueste durante 2-3 minutos. A continuación, se añade el vino o el vinagre y un poco de caldo, y se remueve, hasta que casi se absorba. Añade el caldo caliente, un cucharón cada vez, removiendo continuamente hasta que se absorba (no tienes que remover religiosamente, simplemente sigue). A continuación, añada más caldo hasta que todo esté incorporado y el arroz esté al dente. El risotto debe estar cremoso, unos 10-15 minutos. Añadir los calabacines y cocinar durante otros 10 minutos, removiendo regularmente. Incorporar el yogur y el queso justo antes de servir, y espolvorear con orégano.

Sugerencias: Prueba con espárragos, boniatos, verduras asadas y, si puedes, puré de coliflor con el caldo. O simplemente añadir un puré al caldo y la verdura que te guste.

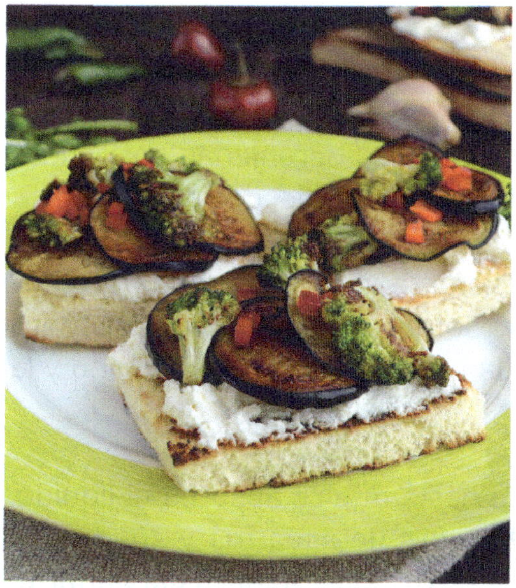

BERENJENA CON PESCADO

No hay nada sospechoso en ello. Es un término sichuanés para preparar algo de la misma manera que el pescado, es decir, con los condimentos.

Podemos decir que este plato es delicioso; sólo hay que añadirle arroz y tendrá una gran comida. Este plato puede servir para seis personas.

Ingredientes:

- 1/3 de taza de vinagre negro Chinkiang
- 1 cucharada de azúcar de coco
- 2 berenjenas, cortadas en trozos del tamaño de un dedo
- 1 taza de aceite de canola
- Escamas de pimienta roja, al gusto y tolerancia
- 4 dientes de ajo, finamente picados
- 3 cucharaditas de jengibre finamente rallado
- ½ taza de caldo de huesos
- Media taza de vino Shaoxing
- 1 cucharada de harina de patata
- 4 cebollas verdes, picadas finamente
- Arroz para servir
- Espinacas al vapor, para servir
- Aceite para freír

Preparación:
Combinar el vinagre y el azúcar y reservar.

Calentar el aceite en un wok a fuego medio-alto, freír las berenjenas por tandas hasta que se doren, unos 2-4 minutos. Escurrir bien sobre papel de cocina.

Vierta con cuidado el aceite en un recipiente resistente al calor para su posterior eliminación, dejando 2 cucharadas en el wok. Sofreír el ajo, el jengibre y las escamas de chile durante 30 segundos. Añadir la berenjena, el caldo, el vino y la mezcla de vinagre. Condimentar al gusto.

Reduzca el fuego a medio y cocina a fuego lento hasta que se absorba el líquido, de 6 a 8 minutos. Mezclar la harina con 2 cucharadas de agua fría y añadir a la berenjena para espesar. Servir caliente sobre el arroz con espinacas al vapor (o calabacín si no se soportan las espinacas), y espolvorear con cebollas verdes.

Nota: El vinagre negro Chinkiang se puede adquirir en tiendas de alimentación asiáticas y por Internet. Pero para imitar su sabor ligeramente caramelizado, pruebe a mezclar 2 partes de vinagre de arroz (o de vino, si es necesario) con 1 parte de salsa de soja.

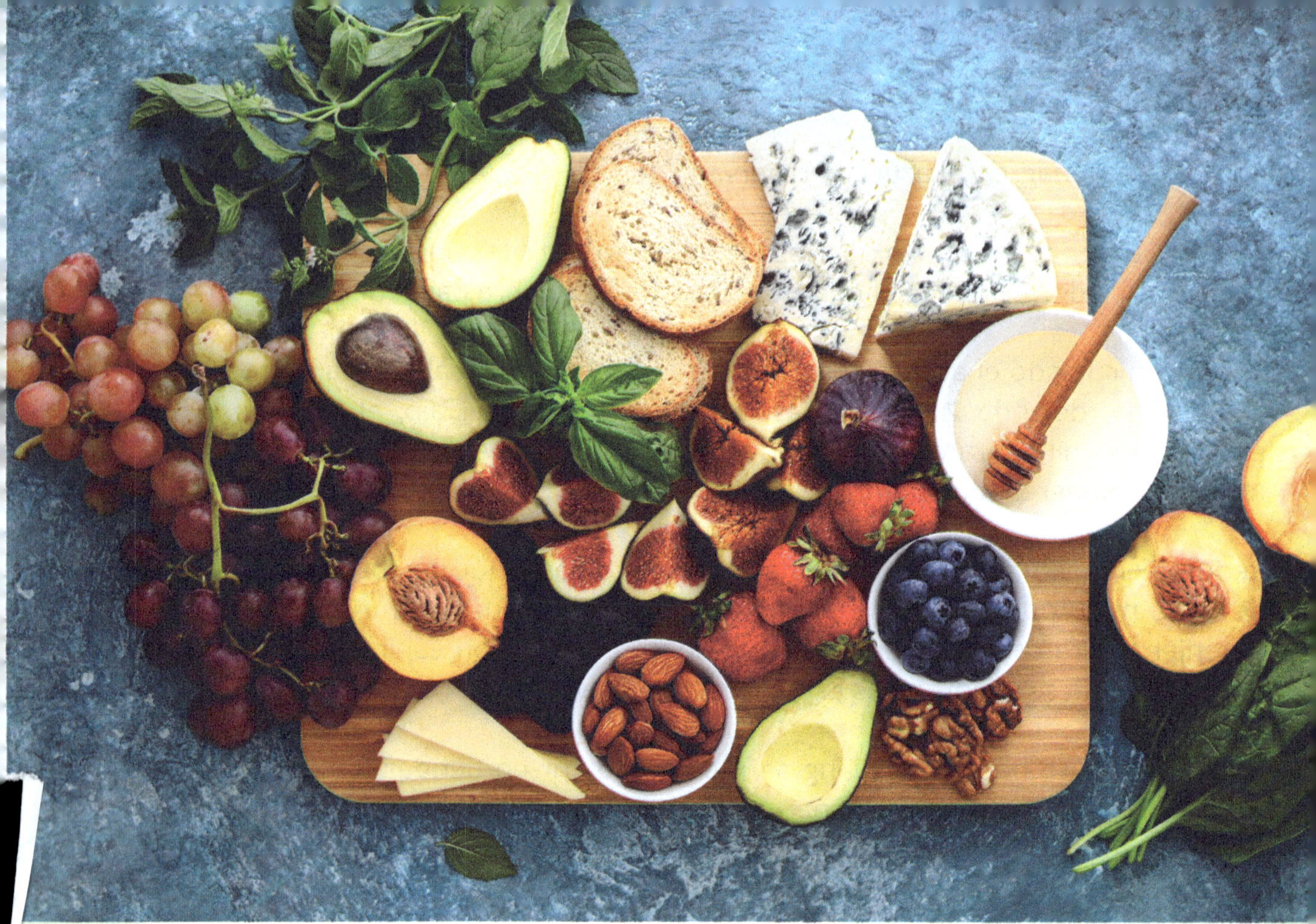

APERITIVOS

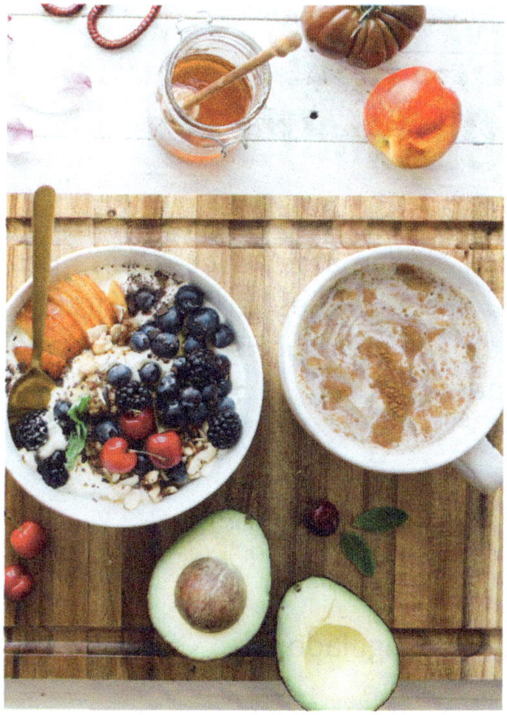

APERITIVOS

Habrás notado que tenemos muchos bajones. Eso es porque los *dips* son muy versátiles y deliciosos, y puedes picarlos durante toda la semana, si quieres.

Añade unas cucharadas a un recipiente con galletas, verduras crudas (si puedes comerlas) o pan de pita y listo.

Algunos de nosotros incluso hemos comido la salsa con una cuchara. Pero no se trata sólo de salsas, así que mira y sigue leyendo.

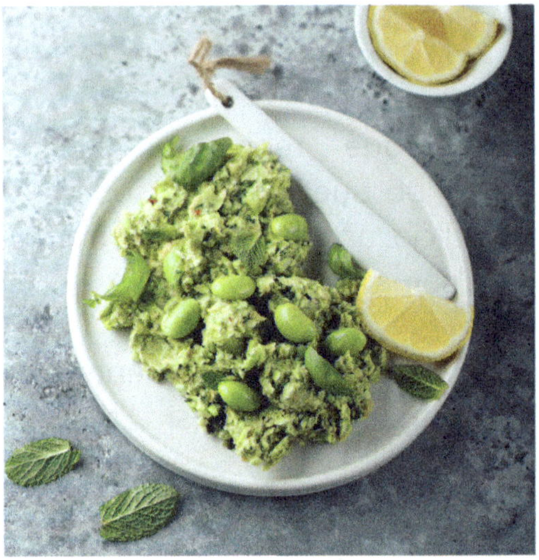

AGUACATE, EDAMAME Y DIP DE LIMÓN

Si no puedes comer soja, simplemente sustituye el edamame por guisantes congelados. ¡Este *dip* es brillante, fresco, cremoso y bueno para ti! Esta receta rinde seis porciones.

Ingredientes :

- 4 aguacates
- 1 libra de edamame o guisantes congelados, descongelados
- 2 dientes de ajo picados
- ½ limón en conserva, sólo la cáscara, finamente picado
- Tabasco o salsa picante preferida
- Cilantro, picado, para servir
- Aceite de oliva virgen extra, para servir
- 1 limón, rallado, para servir

Preparación:

Haz un puré con los ingredientes y sazonz al gusto con una pizca de sal marina y Tabasco (prueba después de la salsa picante y añada un poco de sal si es necesario. No demasiado, ya que la sal no es buena para los riñones). Servir con un chorrito de aceite, cilantro y ralladura.

Nota: Hay muchas recetas rápidas de limones en conserva, o puedes comprar uno en la sección gourmet de tu supermercado, tienda de delicatessen o pedirlo por internet. También se puede utilizar simplemente la cáscara de limón. Sin embargo, no tendrá el mismo sabor complejo que el limón en conserva.

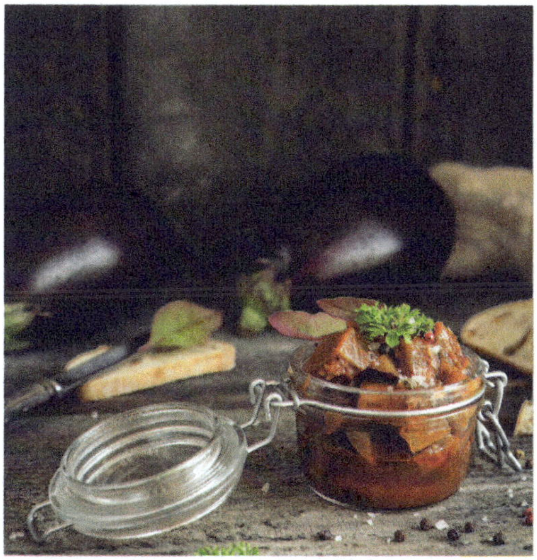

DIP DE BERENJENA AHUMADA Y PIMIENTO ROJO

Es una excelente salsa cremosa. El sabor ahumado se consigue cocinando las berenjenas y los pimientos rojos a fuego fuerte, ya sea en los fogones para ampollar el exterior (en una sartén sin aceite), y luego pasándolos al horno, o simplemente asándolos en un horno caliente para conseguir lo mismo, hasta que estén tiernos y cocidos. Sirve de 4 a 6 personas.

Ingredientes :

- 2 berenjenas
- 2 pimientos rojos
- ½ taza de nueces tostadas
- 2 cucharadas de melaza de granada (ver nota)
- 2 cucharadas de pan rallado fresco
- 1 cucharada de vinagre de sidra de manzana crudo
- 2 cucharadas de aceite de oliva
- 1 cucharadita de copos de pimienta roja
- ½ cucharadita de pimentón ahumado

Preparación:

Asar las verduras en un horno muy caliente, a unos 475F, dándoles la vuelta de vez en cuando, durante 20 minutos, o hasta que estén tiernas. Cubrir con papel de aluminio o plástico y dejar enfriar. A continuación, pela las verduras, retira la carne de la berenjena y pela y despeja los pimientos. Mezclar todos los ingredientes en un procesador de alimentos y batir hasta que esté suave. Servir con eneldo fresco picado.

Nota: La melaza de granada se puede adquirir en la mayoría de las tiendas de Oriente Medio, en algunos supermercados o tiendas especializadas, o por Internet. También puedes hacer tu propia melaza con 2 tazas de zumo de granada, ¼ de taza de azúcar superfino, ½ cucharada de zumo de limón. Combinar los ingredientes en una cacerola y a fuego medio hasta que el azúcar se disuelva y reducir el fuego a medio-bajo y dejar que se reduzca (vigilar) durante algo más de una hora hasta tener un jarabe espeso. Retirar del fuego y verter en un tarro o bol de cristal y dejar enfriar. Debería durar 6 meses.

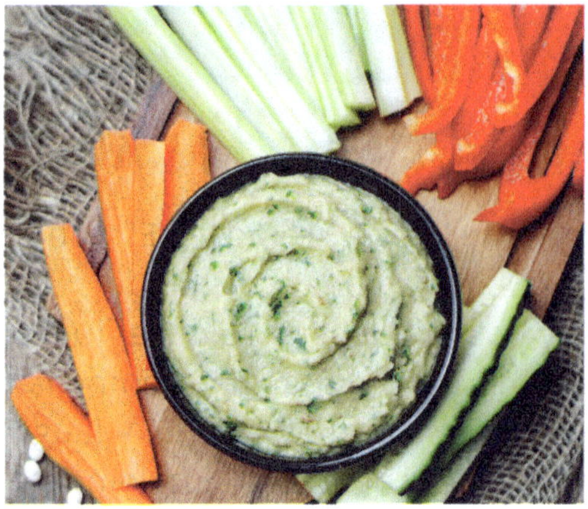

DIP DE JUDÍAS BLANCAS

Las judías blancas son deliciosas y mantecosas. Deberías poder comerlas durante tu remisión, pero como siempre, escucha a tu cuerpo y obedécelo. Sirve para 4-6 personas.

Ingredientes:

- Lata de 28 oz de alubias blancas, escurridas y enjuagadas
- 1 cucharada de aceite de oliva virgen extra
- 2 limones, con su zumo
- 1 diente de ajo picado
- 3 panes de pita
- 1 cucharadita de comino molido, cilantro y pimentón ahumado
- Aceite de oliva en spray

Preparación:

Precalienta el horno a 350F y en una bandeja forrada, coloca los panes de pita cortados (cortados como se desee para mojar), rocía con aceite y espolvorea con la mezcla de especias. Hornear de 2 a 3 minutos. Dejar enfriar. Se conservan en un recipiente hermético durante unos días, ¡si es que duran tanto! Mezclar las judías, el limón, el ajo, el aceite y sazonar al gusto. Adornar con un poco de mezcla de especias.

Sugerencias: Puedes probar con otras judías. No serán tan platos bonitos pero seguirán siendo sabrosos. Los garbanzos serían excelentes en este caso. Como un hummus de la zona sin sésamo, que a veces es como nos gusta.

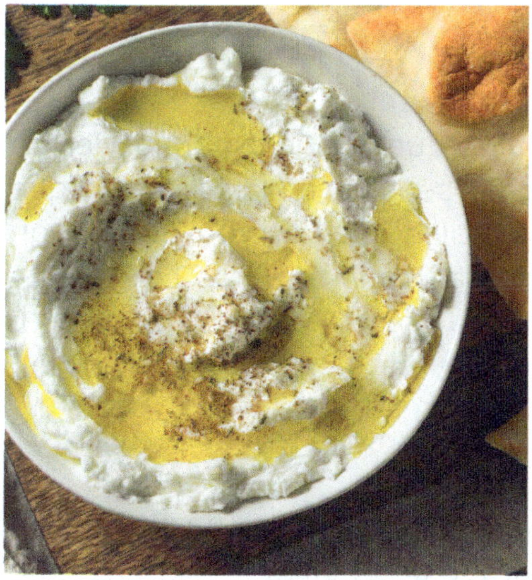

DIP DE GUISANTES Y MENTA CON LABNEH Y RÁBANOS

Los rábanos son un héroe olvidado del mundo de la alimentación. Son picantes, refrescantes y crujientes. Y son buenos para ti.

Si consigues rábanos jóvenes con hojas bonitas, puedes tener un puñado incorporado para una inmersión de calidad. Para 4 personas.

Ingredientes:

- 8 rábanos rojos o pequeños rábanos de desayuno
- 1 libra de guisantes congelados
- 3 dientes de ajo
- ½ cucharadita de bicarbonato de sodio
- 3 ramitas de menta, más las que sean necesarias para servir
- 1 cucharada de aceite de oliva virgen extra, más un extra para servir
- 1/3 de taza de queso labneh o feta

Preparación:

Poner los guisantes, la gaseosa y el ajo en una cacerola con agua salada hirviendo y cocinar durante 2 minutos. Escurrir y colocar en un procesador de alimentos con la menta y el aceite. Mezclar hasta que esté suave y sazonar al gusto. Poner la salsa en un bol. Desmenuzar el queso labneh o feta, espolvorear con menta y rociar con aceite de oliva. Servir con rábanos.

Nota: El Labneh es fácil de hacer. Simplemente cuele el yogur griego ligeramente salado a través de una gasa o un colador de malla muy fina hasta que quede muy espeso, como el requesón.

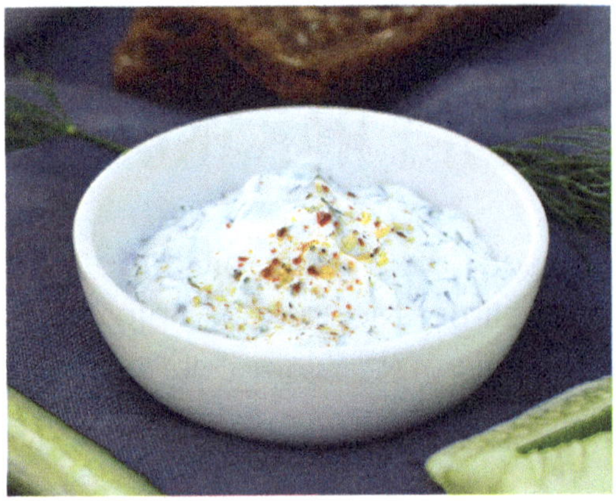

DIP DE YOGUR PICANTE

Es un gran *dip* y que es bueno para ti. Hemos pulverizado las semillas en la salsa para que sean más fáciles de digerir. Servir con verduras crudas, pan o pita. Lo que te convenga. Esta receta rinde de 4 a 6 porciones.

Ingredientes:

- 1lb de yogur griego natural
- 1 diente de ajo pequeño, machacado
- 1 cucharadita de comino
- 1 cucharadita de semillas de sésamo
- 1 cucharadita de semillas de alcaravea
- 1 cucharada de pepitas
- 1/3 de taza de avellanas tostadas, picadas
- ½ taza de menta fresca
- Aceite de oliva virgen extra para servir

Preparación:

Tostar las especias en seco en una sartén durante unos 20 segundos. Añadir las semillas y tostarlas durante 30-50 segundos. Cuando se enfríen, páselas por un mortero o un molinillo de especias (un molinillo de café barato funciona bien), o colóquelas entre hojas de papel de horno y golpéalas con un rodillo. Poner las avellanas en un procesador de alimentos y batirlas hasta que queden bien picadas. Añade el yogur (si quieres, cuela un poco antes para eliminar el exceso de líquido) y mézclalo con la menta. Servir con un chorrito de aceite.

Sugerencias: Juega con semillas, frutos secos e incluso hierbas. Pruebe el comino, el pimentón y la alcaravea con el eneldo. O cáscara de limón, anacardos, pimienta negra, cúrcuma y perejil. Mira qué combinaciones te gustan y ve a por ellas. Es un dip rápido, fácil y versátil.

Nota: El yogur se puede colar a través de un colador de malla fina o una tela de queso/muselina sobre un bol para escurrir el exceso de líquido.

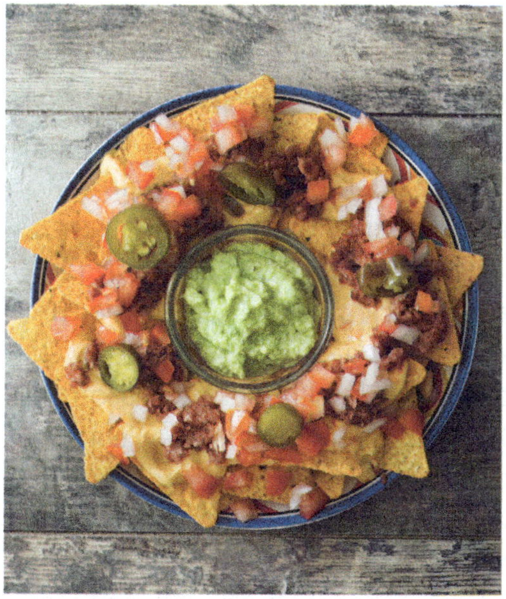

GUACAMOLE CON JALAPEÑO

Se basa en la receta de Diana Kennedy. Es la maestra de la cocina mexicana. Así que la escuchamos. Y puedes aderezarlo si quieres, pero es un guacamole sencillo que deja que el sabor brille. Los tomatillos son lo suficientemente agrios como para no necesitar lima, pero sí servirlo si te gusta. Nos gusta. Adapte las cantidades a sus necesidades personales. Sirve para seis personas.

Ingredientes:

- 2 aguacates, cortados en trozos
- 1 cucharada de cebolla blanca finamente picada (escaldada si se desea)
- ½ jalapeño, finamente picado, sin semillas
- 1 tomatillo pequeño, pelado, lavado y cortado en dados
- 1 cucharada de cilantro picado
- Chips de tortilla para servir (o chips de tortilla de coco hechos en casa, cortando las tortillas y llevándolas al horno durante unos minutos hasta que estén crujientes)
- Gajos de lima, para servir

Preparación:

Machacar los aguacates con un tenedor o un mortero. Condimentar al gusto con una pizca de sal marina. Incorporar el resto de los ingredientes y volver a triturar. Servir con gajos de lima y las patatas fritas que se puedan tolerar.

Sugerencia: Añadir ajo y omitir la cebolla. Si no soportas el tomatillo, déjalo fuera y sustitúyelo por zumo de lima.

Nota: ¿No soportas el poquito de jalapeño crudo? Sustitúyalo por un poco de pimiento rojo crudo asado (si lo soporta) y una pizca de pimentón dulce o picante.

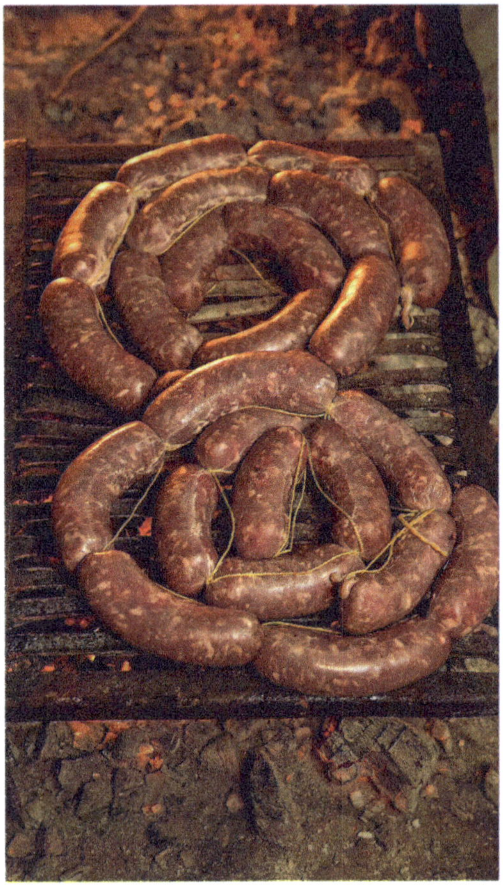

ROLLOS DE SALCHICHA DE CORDERO Y ZANAHORIAS ASADAS

El humilde rollo de salchicha es un alimento básico australiano, como el pastel de carne. Son un poco traviesos, pero puedes comprar un paté de calidad que se adapte a tus necesidades o hacer uno. Utilizamos tartas de calidad compradas en la tienda. Pero una masa quebrada salada hecha de espelta también funcionaría. Si lo desea, sustituya la mitad de la harina por harina de espelta en el momento de la preparación.

Estas pastas pueden parecer un poco lentas, pero son perfectas para hacerlas en grandes cantidades; incluso puedes duplicar la receta y congelarlas. Incluso puedes duplicar la receta y congelarlas. Así puedes sacar unos cuantos a la vez para meterlos en el horno y picarlos a tu gusto. Esta receta hace 24 panecillos.

Ingredientes

- 2 zanahorias pequeñas, ralladas
- 1 cucharada de aceite de oliva
- 1.1 lb. de cordero molido
- ½ libra de pollo molido
- ½ taza de pan rallado fresco
- 1 cucharadita de comino molido
- 1 cucharadita de cilantro molido
- 4 dientes de ajo rallados
- 1 taza de perejil finamente picado
- Una pizca de escamas de pimienta roja
- 1 limón, rallado
- 2 huevos
- 2 hojas de hojaldre (o su equivalente, según sea necesario)
- pimienta negra

Salsa de yogur

- ¾ de taza de yogur griego natural
- 2 dientes de ajo rallados
- ½ taza de menta, picada gruesa
- Ralladura de limón

Preparación:

Precalienta el horno a 350F. Mezclar las zanahorias con la mitad del aceite y los condimentos. Extiéndelas en una bandeja de horno forrada con pergamino y cúbralas sin apretar con papel de aluminio. Asar durante 30-35 minutos. Retire el papel de aluminio y cocina hasta que las zanahorias estén doradas durante otros 8-10 minutos. Dejar enfriar, luego procesar en un procesador de alimentos y reservar.

Calentar el aceite restante (añadir un poco más si es necesario) y freír la cebolla hasta que esté blanda, 6-7 minutos. Combinar la carne, el perejil, las migas, las especias, el huevo, la zanahoria, la cebolla y el limón en un bol y mezclar bien.

En una superficie ligeramente enharinada, extienda la masa a 1/8 de pulgada. Extiende la mezcla en cada hoja de masa de manera que los bordes de la masa se superpongan. Pincelar el interior de la masa con el huevo del segundo huevo y enrollar para sellar. Presiona el sello. Hazlo directamente y enfrialo durante unos 30 minutos, luego recorta el exceso. Cortar a la longitud deseada, por lo general alrededor de 1 pulgada cada uno. Pincelar la parte superior con la leche del huevo y hornear durante 25-30 minutos.

Para hacer la salsa de yogur, combinar los ingredientes y batir.

Servir juntos.

Sugerencia: Pruebe con manzanas, chucrut y carne de cerdo picada; carne de cerdo e hinojo; pollo y aceitunas; pollo y hierbas; o verduras ralladas como las zanahorias. Usa tu imaginación. Puedes preparar grandes cantidades en un día de lluvia, hornearlas, enfriarlas y congelarlas para tenerlas siempre a mano.

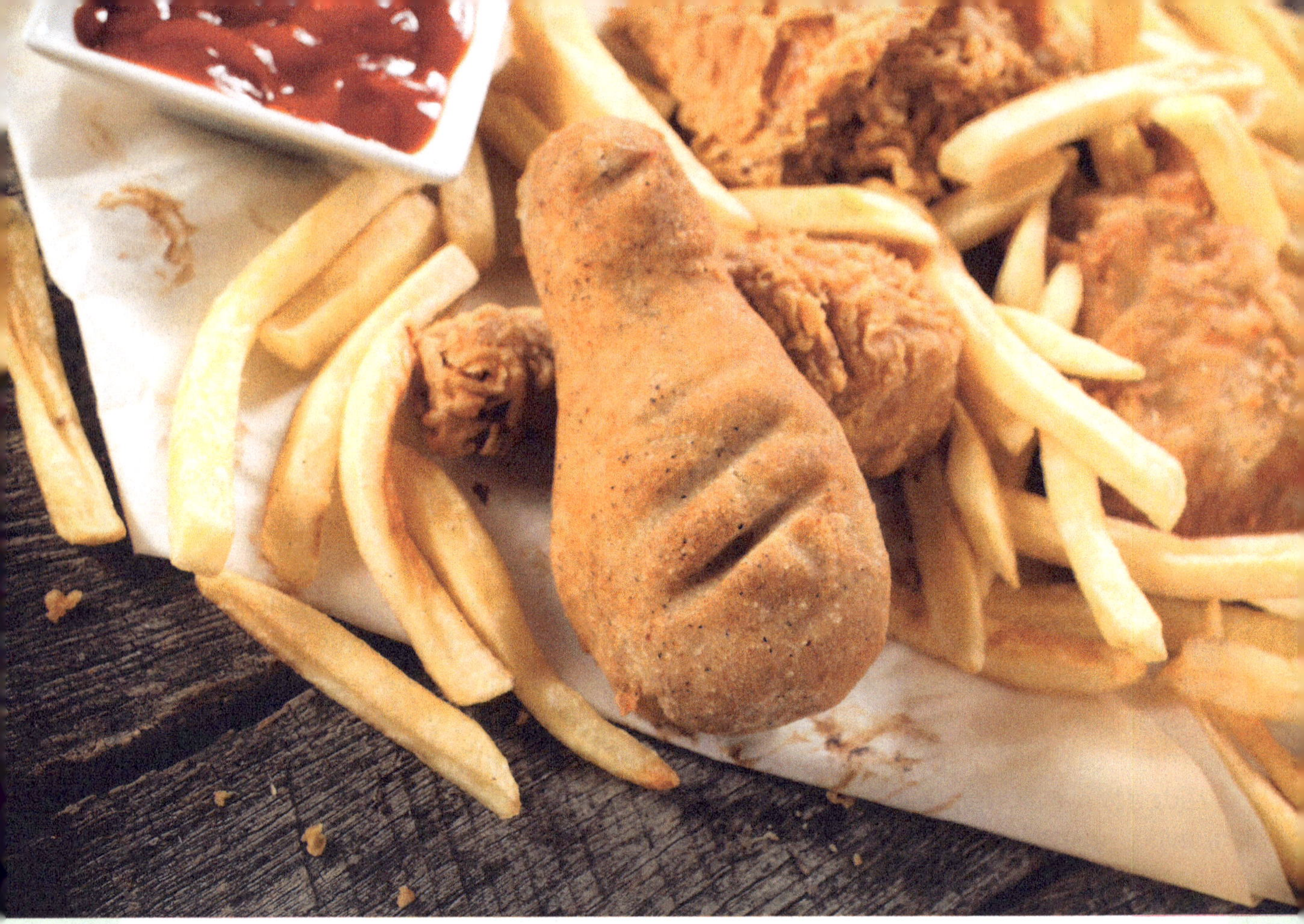

COMIDA BASURA FIXORAMA

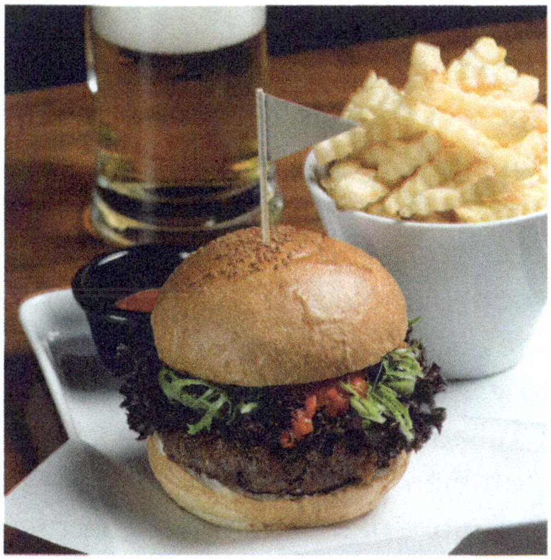

COMIDA BASURA FIXORAMA

¿Algunas opciones saludables de "comida basura"? Por supuesto. Al principio del libro tocamos algunos de estos temas con las patatas fritas y demás.

Pero puedes hacer todo tipo de "trampas". Algunas de ellas son simplemente buenas opciones para preparar de antemano un día de lluvia.

Pollo frito:

Si quieres pollo frito, prepara una harina con ajo en polvo, cebolla en polvo, orégano en polvo, pimienta negra, sal marina y un poco de bicarbonato (asegúrate de que la mezcla no sea demasiado metálica).

Batir luego unos huevos con un poco de agua y pasar el pollo por el huevo y luego por la mezcla de harina y en una sartén de fondo grueso a fuego fuerte, freír en aceite por ambos lados hasta que quede ligeramente dorado. Déjelo enfriar. Congele ahora si quiere un poco otro día.

Si está congelado, descongelar y pasar al siguiente paso...

Calentar el horno y hornear los trozos de pollo sobre papel de horno o una rejilla de silicona durante unos 20-25 minutos.

Dedos de pollo y palitos de pescado:

- Esta vez, rocía los palitos de pollo generosamente con aceite de oliva en aerosol, colócaloslos en una bandeja para hornear forrada con pergamino y hornee a 425F durante 15-20 minutos, dándoles vuelta una vez, hasta que estén dorados. Se congelan bien después de haberlas puesto en remojo y haberlas dejado reposar. También puedes hacer una doble inmersión.
- Para los palitos de pescado, coge tu pescado blanco o incluso salmón y córtalo en dedos, coge tres cuencos. En uno de ellos, pon panko o pan rallado (puedes encontrarlo sin gluten), luego huevo y, por último, harina de besan. Pasarlas por la harina, el huevo y el pan rallado. Cuando estén cocidos, hornéelos como si fueran dedos de pollo. También puedes congelarlos. Así que puedes hacer tandas en un día de lluvia y ponerlas en el horno en una bandeja forrada con papel de horno y comerlas como merienda o como parte de una cena fácil de comida basura. Pero acompáñalos de una ensalada o de verduras al vapor.

Galletas saladas y galletas: hay muchas opciones de repostería saludable y puedes hacer una tanda de ambas en un día lluvioso y guardarlas para meriendas más saludables.

Algunas notas:

- Miel cruda o agave o azúcar de remolacha o de coco en lugar de azúcar refinado.
- Copos de cacao o cacao en polvo o barritas de cacao (sobre todo de chocolate negro crudo) sobre el chocolate y los chips de chocolate (los copos son ideales para los chips).
- El aceite de coco virgen o la manteca de cacao derretida son perfectos para sustituir la mantequilla.
- La harina de espelta, la harina de centeno, la harina integral, la harina de garbanzos, etc. son excelentes alternativas a la harina común.

¡Y también puedes hacer galletas de queso! Sólo hay que ver los libros de superalimentos que hay. Disfruta de tu saludable comida basura.

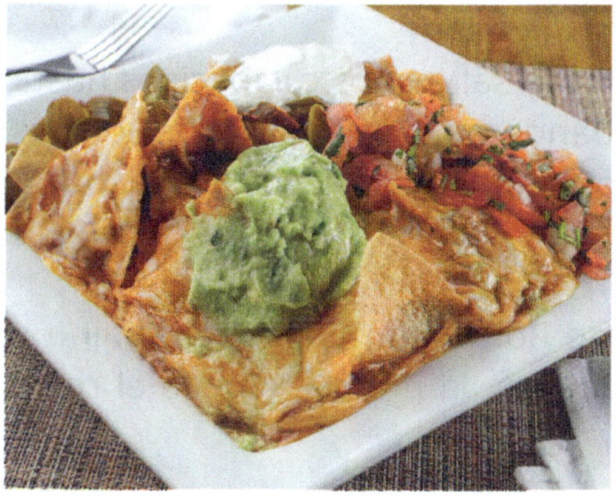

NACHOS CARGADOS

Nachos rellenos. Hemos intentado que este popular tentempié sea saludable para ti y para tu CU. Pero también puedes cortar el queso por la mitad si quieres ser realmente bueno. En este caso, el queso cheddar extra fuerte funciona muy bien. Para cuatro personas.

Ingredientes:

- 2 calabacines, cortados en cubos, ligeramente salados para escurrirlos, enjuagados y secados con palmaditas
- 1 poblano, asado al fuego, pelado, sin semillas y picado
- Lata de 15 onzas de frijoles negros, escurridos
- 2 cucharaditas de aceite Omega 3
- 1 taza de queso cheddar blanco
- 1 taza de queso Jack
- Chips de tortilla o chips de tortilla de coco (hechos en casa)

Para servir

- 1 jalapeño, cortado en rodajas finas
- ½ cebolla picada en escabeche (lima y una pizca de sal durante 10 minutos)
- 1 taza de cilantro, picado grueso
- 2 tomates pelados y sin semillas, cortados en dados, o 1 pimiento rojo asado
- Lechuga rallada, rúcula o espinacas baby
- 1 aguacate picado
- Gajos de lima
- Salsa picante de su elección
- Yogur natural
- Un puñado de aceitunas de calidad, picadas y sin semillas (opcional)

Preparación:
A fuego alto, añadir un poco de aceite a una sartén y saltear los calabacines hasta que estén crujientes y dorados. Reservar y, cuando se enfríe, mezclar con los frijoles negros (también se puede saltear el poblano en la sartén del calabacín primero, sin aceite).

Caliente el horno a 400F. Forrar una bandeja de horno con papel pergamino y disponer las patatas fritas. Añade la mitad del queso, la mezcla y luego el resto del queso y hornea durante 15-20 minutos.

Cuando esté hecho, sírvelo (también puedes hacer montones individuales en la bandeja) y espolvorea con los aderezos que prefieras.

Sugerencias: Hágalo con carne de cerdo molida, pollo molido o carne de res molida. Añadir especias como el comino, el cilantro, el pimentón y el ajo en polvo.

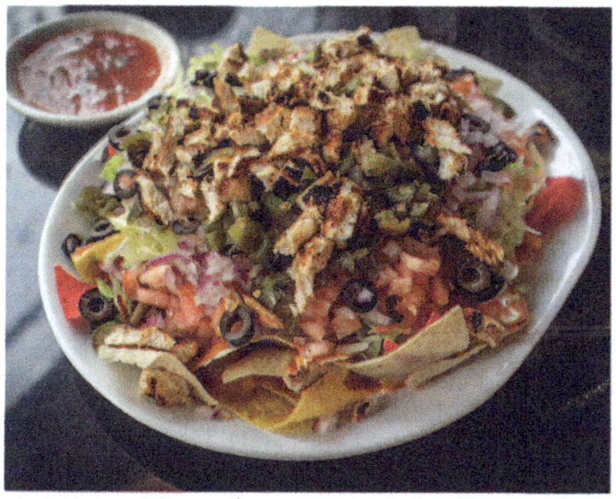

NACHOS DE CERDO CARGADOS

¿A quién no le gustan los nachos? Intentamos hacerlos más saludables, así que hemos sustituido la crema agria por yogur, que es agradable y picante. Asegúrese de adaptar todo a sus necesidades. Para 4 personas.

Ingredientes:

- 1 porción de pulled pork de cocción lenta para preparar con antelación
- 1 cebolla picada
- ½ jalapeño, sin semillas, picado
- 2 cucharaditas de comino molido
- 2 cucharaditas de cilantro molido
- 2 cucharaditas de ajo en polvo
- 2 cucharaditas de orégano
- 2 cucharaditas de pimentón
- 1 cucharadita de pimentón ahumado
- 2 cucharaditas de pasta de tomate
- ½-1 taza de caldo de huesos
- 1 taza de cilantro

Para servir

- Chips de tortilla caseros o chips de tortilla de coco (cortados y horneados durante unos minutos, hasta que estén secos/dorados)
- 2/3 de taza de queso cheddar blanco afilado
- 1 aguacate, en rodajas
- 4 rábanos, cortados en rodajas finas
- Salsa picante
- Yogur natural
- Gajos de lima
- Queso feta

Pico de Gallo con pimientos rojos

- 1 pimiento rojo, asado y picado
- ½ cebolla, escaldada o marinada en lima y un poco de sal marina durante 5 minutos
- 1 jalapeño sin semillas (o menos, según sus necesidades)
- Un puñado de cilantro picado

Preparación:
En una cacerola, saltear la cebolla y la guindilla, si se utiliza, hasta que estén blandas, entre 5 y 7 minutos. Añadir la carne de cerdo, las especias, la pasta y el caldo y cocer a fuego lento durante 8-10 minutos. Añada el cilantro. Precalienta el horno a 425°, esparce tus tortillas en una bandeja forrada, vierte la mitad del queso y luego cubre con la carne de cerdo.

Espolvorear con el resto del queso y hornear durante 10-15 minutos hasta que burbujee. Espolvorear con el feta, el rábano, el cilantro y servir con el yogur, el pico de gallo, la lima y la salsa picante al lado.

Sugerencia: Hacer lo mismo con el pollo asado o las verduras que se preparan con antelación. Puedes cortar el queso cheddar por la mitad y ponerlo sólo en la parte inferior para obtener un nacho más saludable si la lactosa te molesta a ti y a tu CU. También puedes servir la carne con todo lo demás como guarnición y utilizar tus patatas fritas caseras como *dips* para tu plato.

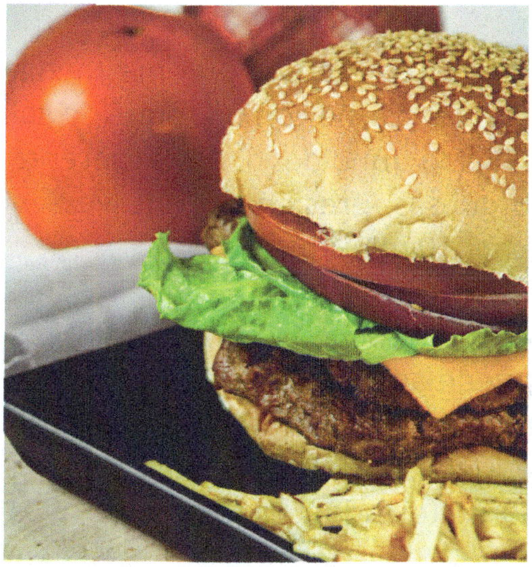

HAMBURGUESAS CON QUESO

Este no es un libro sobre la pérdida de peso, pero necesitamos que te mantengas saludable. Así que asegúrate de tener lo mejor. Incluso puedes comprar carne de vaca, cortarla y ponerla en el procesador de alimentos. Si tiene que ser sin gluten, elimina el bollo o compra uno sin gluten. Esta receta sirve para cuatro personas.

Ingredientes:

- ¾ de libra de carne picada gruesa
- 3/4 de libra de lentejas cocidas y trituradas
- 2 cucharaditas de aceite de oliva
- 4 rebanadas de cheddar blanco afilado o un puñado, rallado

Para servir

- Un puñado de espinacas pequeñas o rúcula
- Mantequilla de aguacate
- Tomate en rodajas o pimiento rojo asado en rodajas
- ¼ de cebolla roja, cortada en rodajas finas, marinada en zumo de lima y una pizca de sal marina 5 minutos
- 4 panecillos/panes sin gluten/ensalada de acompañamiento

Jalapeño marinado rápido

- 2 jalapeños, sin semillas y cortados en rodajas finas
- 1 cal
- ¼ de cucharadita de azúcar de coco
- ¼ de cucharadita de sal marina

Preparación:

Mezclar rápidamente los jalapeños encurtidos y dejarlos reposar durante media hora, enjuagarlos y reservarlos. Mezclar las lentejas y la carne con un toque de sal marina y pimienta negra. En una sartén de hierro fundido o antiadherente caliente, calentar el aceite y cocinar las hamburguesas, presionando de vez en cuando para que mantengan su forma. Poco hecho (10 minutos).

Gira una vez. A los 10 minutos, añada el queso, tape y cocina durante 2 minutos más para que el queso se derrita ligeramente (puede añadirlo antes si lo desea o cocinar las hamburguesas un poco más para que queden a media altura). Mientras tanto, tuesta los bollos en el horno o en una sartén con aceite en spray, o durante unos minutos bajo la parrilla o en el horno tostador.

Unta el fondo y la parte superior con la mantequilla y añada las hojas, la hamburguesa, el tomate o el pimiento rojo (o ambos, dependiendo de su tolerancia al tomate), la cebolla y unos cuantos jalapeños encurtidos. Sirve.

Nota: Mezcla la carne de vacuno y las lentejas cocidas en frío para que tu hamburguesa sea más saludable. Puedes batirlos un poco en el procesador de alimentos.

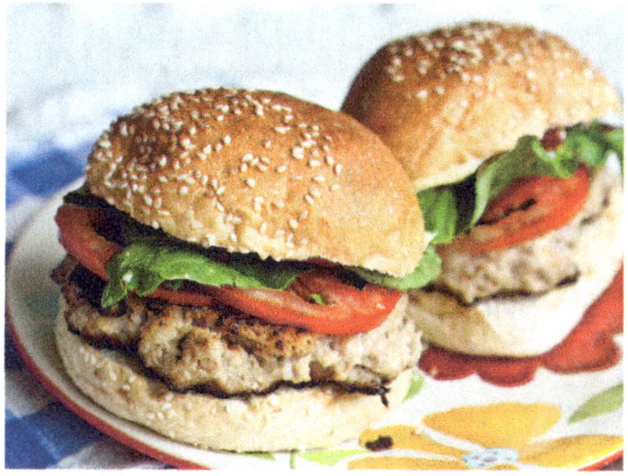

HAMBURGUESAS DE CERDO CON PERA Y CRAUT

El chucrut es tan bueno para ti y para tu CU, que está en esta hamburguesa y en la siguiente. Para seis personas.

Ingredientes:

- 1 ½ libras de carne de cerdo molida
- 2 dientes de ajo picados
- 2 chalotas picadas
- 1 cucharada de aceite de oliva
- 6 bollos de su elección
- Chucrut con eneldo
- 2 peras, peladas y ralladas
- Pimentón
- Mantequilla de aguacate

Preparación:

Mezclar la carne de cerdo, el ajo y las chalotas y sazonar con un poco de sal marina y pimienta blanca recién molida. Formar 6 hamburguesas y enfriar durante 30 minutos. Calentar el aceite en una sartén grande y cocinar las hamburguesas a fuego medio-alto durante 5 minutos por cada lado o hasta que estén bien hechas. Mezclar el chucrut y la pera con el eneldo. Untar generosamente los bollos con la mantequilla de aguacate y espolvorear con pimentón. Cubrir con la hamburguesa y el chucrut de pera.

Sugerencias: Haga este plato vegetariano sustituyendo la carne de cerdo por una mezcla de alubias negras en conserva, pan rallado fresco, cebolla, ajo y lentejas cocidas trituradas.

Nota: Sirve con una ensalada y patatas fritas de boniato al horno si quieres. Espolvorear con un poco de pimentón ahumado picante para darle un toque. Puedes mezclar el dulce y el picante para hacerlo un poco más dulce y añadir también un poco de ajo en polvo.

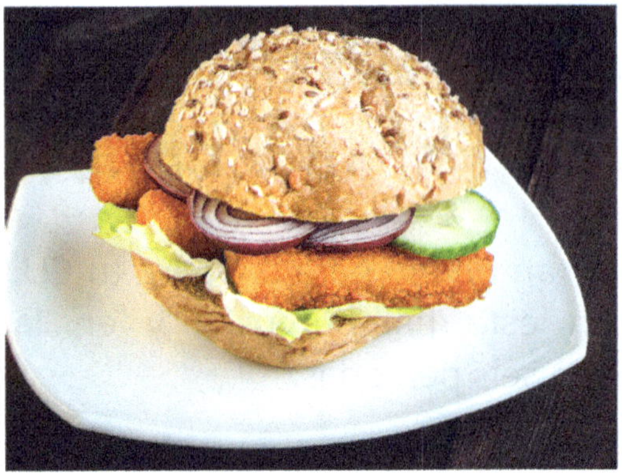

HAMBURGUESAS DE PESCADO

Vale, en realidad es un sándwich de pescado y patatas fritas, ¡pero está delicioso! Para cuatro personas.

Ingredientes :

- 4 filetes firmes de pescado o salmón
- 1 cucharada de aceite de oliva
- 4 panecillos a elegir
- Mantequilla de aguacate
- Chucrut infusionado con limón
- Espinacas o rúcula

Salsa de limón y alcaparras

- ½ taza de yogur
- 1 cucharada de zumo de limón más ralladura
- 1 cucharadita de mostaza de Dijon
- 1 cucharadita de alcaparras picadas
- Eneldo

Preparación:

Freír el pescado en el aceite. Tuesta los panecillos y mezcla la salsa de alcaparras en el procesador de alimentos. Unta los panecillos con la mantequilla de aguacate, cubre con rúcula o espinacas tiernas,
cubrir de nuevo con el pescado, la salsa y el chucrut. Servir.

Nota: Esto sería bueno como una hamburguesa deconstruida con arroz o puré.

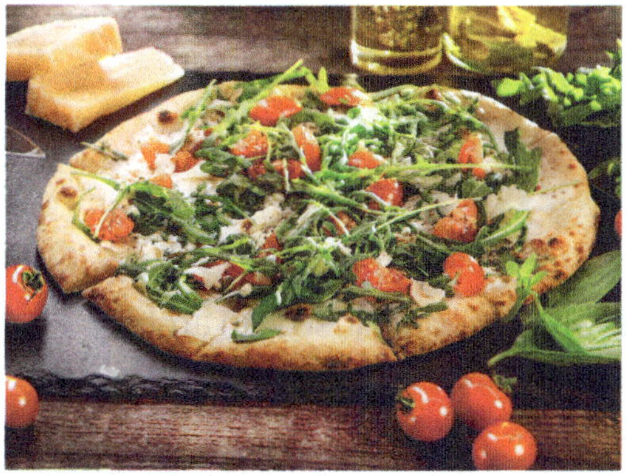

PIZZA CAPRESE

Esta es una pizza sencilla para satisfacer tus antojos, ¡y además es saludable! Esta receta sirve para cuatro personas.

Ingredientes :

Salsa

- 7 oz de passata de tomate
- 1 pimiento rojo asado
- 1 cucharadita de orégano
- 1 diente de ajo
- Una pizca de sal marina
- Pimienta blanca
- Aceite de oliva virgen extra

Toppings

- 1 mozzarella de búfala o mozzarella fresca, cortada en rodajas finas
- ½ pimiento rojo, asado en tiras
- 1 taza de albahaca
- Un puñado de aceitunas kalamata
- Un poco de queso parmesano
- 4 panes planos pequeños/panes de pita/bases de pizza sin gluten

Preparación:

Precalienta el horno a 475F. Calentar una sartén de fondo grueso en el horno. En un procesador de alimentos, combine los ingredientes de la salsa. Montar las pizzas, excepto el parmesano y la albahaca, y deslizarlas en la sartén, de dos en dos, y hornear durante 8-12 minutos. Servir espolvoreando con parmesano y albahaca y añadiendo un chorrito de aceite de oliva.

Sugerencias: Utiliza aceite de oliva, ajo, parmesano, sal marina; salsa de pimiento rojo, mozzarella, albahaca; salsa, aceitunas, alcaparras; salsa de pimiento rojo, escamas de chile, brócoli y ajo.

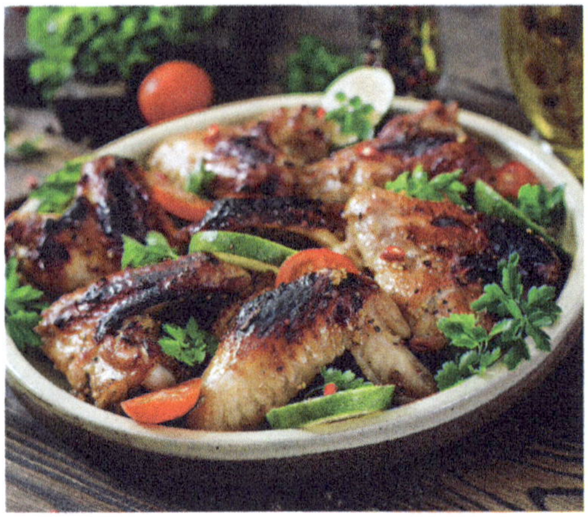

ALITAS DE POLLO VIETNAMITA

En lugar de alas de búfalo, pruebe estas. Son más saludables y deliciosos. También se pueden freír al aire. Esta receta sirve para cuatro personas.

Ingredientes:

- ½ taza de salsa de pescado
- ½ taza de azúcar de palma ligero/azúcar de coco
- 4 dientes de ajo, machacados hasta formar una pasta con un mortero o con un poco de sal y el dorso de un tenedor.
- 1 pimiento rojo pequeño, sin pepitas y finamente picado
- 2 cucharaditas de salsa de soja
- 2 libras de alitas de pollo

Para servir

- Chalotes finamente picados
- Menta vietnamita
- Cilantro
- Albahaca tailandesa
- Mejillas de lima
- Pepino, pelado y sin semillas
- Arroz al vapor (si quieres hacer una comida)

Preparación:

Mezclar la salsa de pescado, el azúcar, el ajo, la guindilla y la soja y añadir las alas y cubrirlas. Caliente el horno a 450F. Forrar una bandeja de horno grande con papel pergamino y hornear las alitas, dándoles la vuelta varias veces, hasta que estén bien cocidas, unos 20-25 minutos. Reducir la marinada en una cacerola a fuego medio-alto hasta que se caramelice ligeramente, 5 minutos. Vierta sobre las alitas, remueva y sirva con las guarniciones.

Sugerencias: También puedes utilizar baquetas, si quieres. También puede probarlo con chips de boniato, patata, calabaza, chirivía y zanahoria.

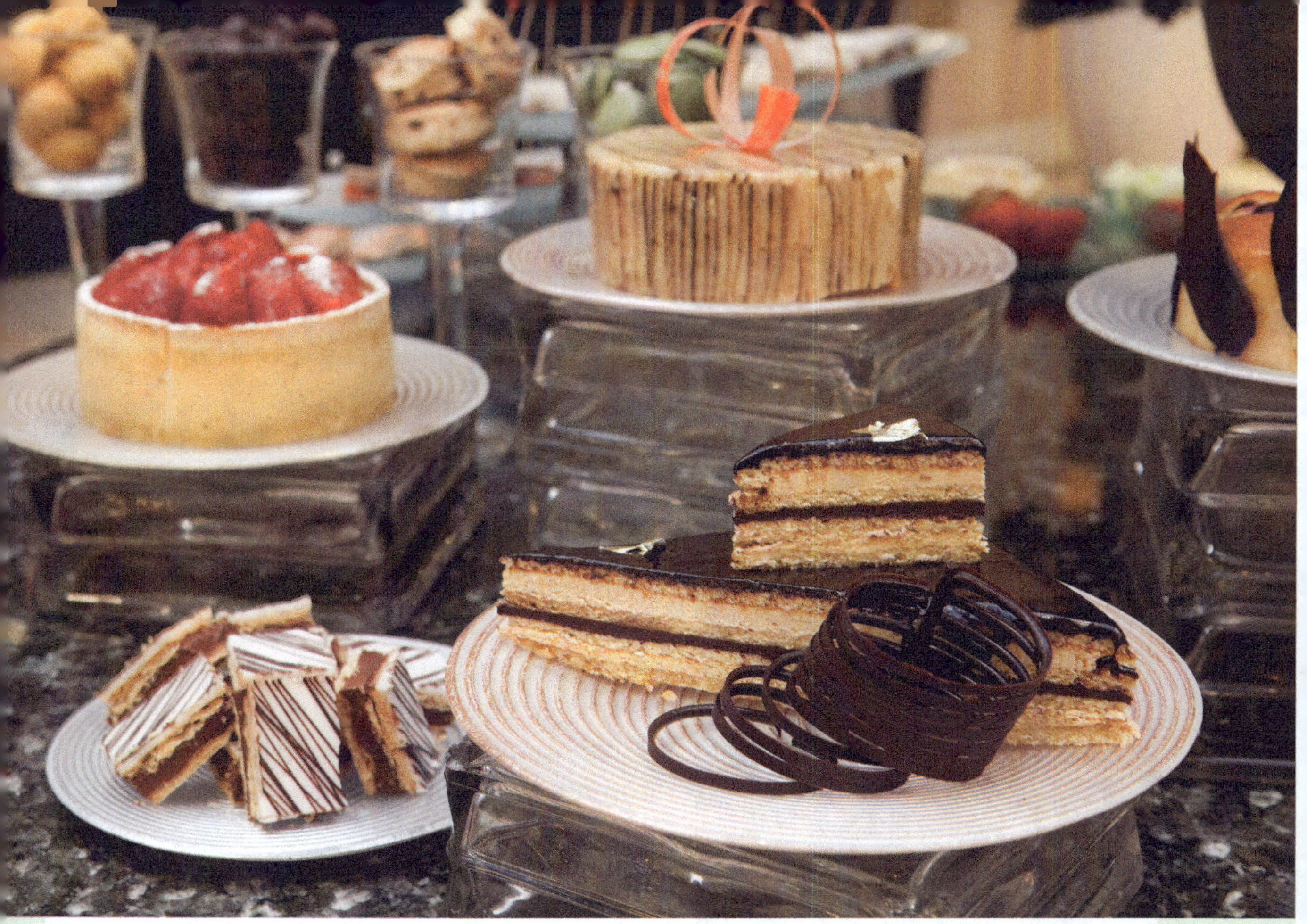

POSTRES

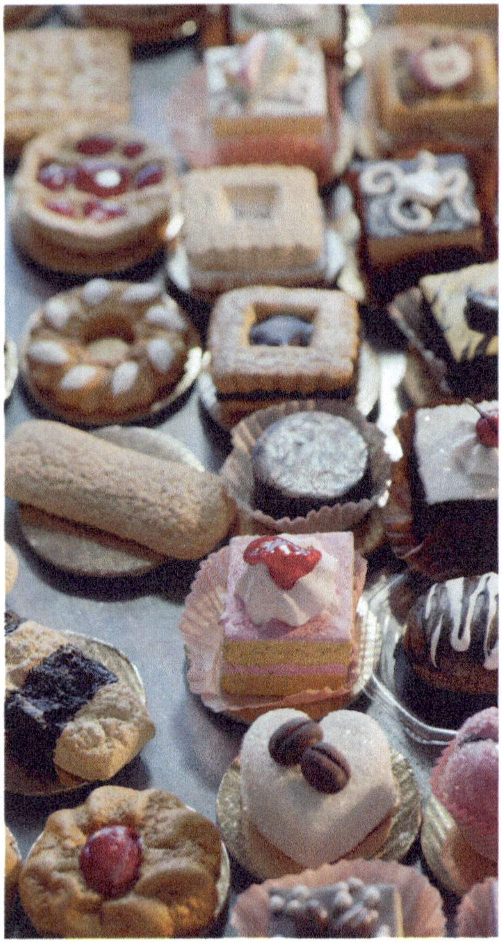

POSTRES

Si te gustan los postres, aquí tenemos algo para ti. Pensando en tu CU, tenemos recetas lo más sanas posibles, con mucha fruta y opciones más saludables. Y utilizamos cacao en lugar de chocolate negro.

La fruta de hueso picada y el yogur, o las rodajas de manzana y pera, las galletas saladas y las lonchas de queso curado también están bien.

Prueba cosas como la fruta que puedes comer (cualquier fruta que sea buena para ti) con pimienta negra y el yogur natural aromatizado con vainilla de Madagascar.

Al principio tenemos una receta de yogur helado, pero puedes jugar con sabores como el de vainilla, melocotón, pera, manzana, nectarina, mango e incluso chocolate negro.

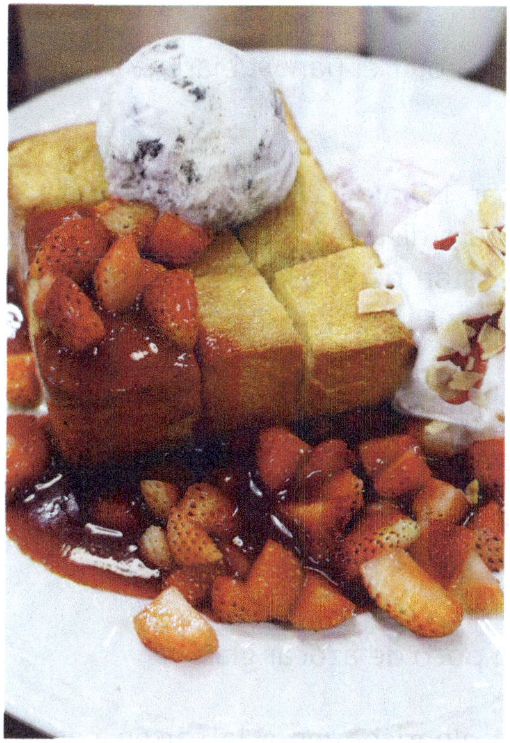

TOSTADAS CON ALBARICOQUES EN ALMÍBAR Y HELADO

¿Cómo que las torrijas son para el desayuno y el brunch? En realidad es un postre para el desayuno, ¡así que es como un postre para el desayuno para el postre!

Delicioso y un poco travieso. Compra helados de calidad. O haz el tuyo propio. Si no soportas el helado, opta por el yogur helado o el helado de vainilla no lácteo. Hay cuatro porciones.

Ingredientes :

- 2 huevos
- ¼ de taza de azúcar superfino
- ¾ de taza de leche (o leche de frutos secos)
- Una pizca de canela de Ceilán
- 4 rebanadas de pan challah grueso
- Mantequilla ablandada en aceite de oliva

Para servir

- Helado/yogur congelado/helado de frutas secas
- Azúcar glasé

Albaricoques

- ½ cucharadita de pasta de vainilla
- 1 taza de azúcar superfino
- ½ cucharadita de canela
- ½ taza de agua
- 4 albaricoques cortados por la mitad

Preparación:
Batir el azúcar, los huevos, la leche y la canela. Remojar el pan y dejarlo a un lado para que lo absorba.

Para los albaricoques, llevar a ebullición el azúcar, la vainilla, la rama de canela y el agua en un cazo a fuego fuerte, removiendo para disolver el azúcar. Añadir los albaricoques y cocinar a fuego lento hasta que estén blandos, de 5 a 7 minutos. Manténgase caliente.

Calienta un poco de mantequilla en una sartén antiadherente a fuego medio y cocina dos rebanadas de pan a la vez hasta que se doren en la parte inferior, unos 2-3 minutos, luego déles la vuelta y repita hasta que se doren y queden crujientes en los bordes. Repite la operación, añadiendo más mantequilla para las rebanadas restantes si es necesario.

Servir con albaricoques, una bola de helado y un poco de azúcar glas.

Sugerencias: Para reducir el azúcar, añada los albaricoques a la sartén con el agua, la vainilla y la rama de canela y cocina como se indica anteriormente.

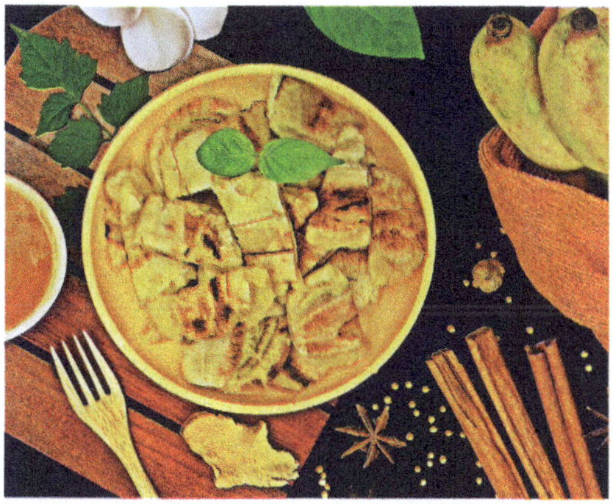

PLÁTANOS DE AZÚCAR CON SALSA DE CARAMELO DE COCO

¡Plátanos! Si no puede encontrar estos plátanos, los plátanos normales servirán. Así es. Para 6 a 8 personas.

Ingredientes :

- 12 plátanos dulces muy maduros
- Aceite de coco en spray

Para servir

- Copos de coco tostados
- Cal
- Una cucharada de mantequilla de frutos secos casera por persona

Salsa de caramelo de coco

- ½ taza de azúcar de palma ligero
- 1 ½ tazas de leche de coco
- ½ zumo de lima
- Un poco de mantequilla

Preparación:

Para la salsa, extender el azúcar en el fondo de una sartén alta a fuego medio y cocinar durante 3-4 minutos, agitando un poco la sartén hasta que esté dorado y derretido. Añade con cuidado la leche de coco (el caramelo se enfada y escupe cuando está caliente). Remover para combinar y cocinar hasta que la mezcla esté espesa y almibarada, unos 10-12 minutos. A continuación, se añade un poco de mantequilla y lima y se reserva. Rocía los plátanos con aceite y cocínalos en una sartén caliente de fondo grueso, dándoles la vuelta de vez en cuando hasta que estén dorados y tiernos, unos 10-15 minutos. Rociar con salsa de caramelo y servir con coco, una cucharada de mantequilla de nueces y trozos de lima.

Sugerencias: Para una versión más ligera, haga un puré de la mantequilla de nueces con yogur natural, copos de coco y pasta de vainilla y sírvalo con los plátanos.

Nota: Esto también estaría bien con mango o piña. De las dos formas, la versión normal y la baja en grasas.

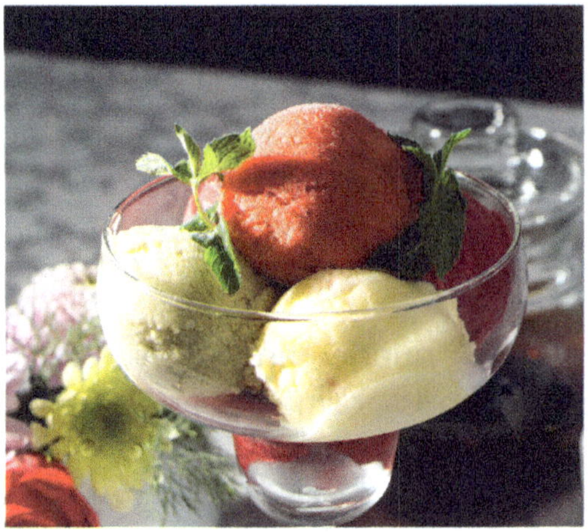

SORBETE DE CACAO

¿Sorbete de chocolate? Sí. Lo hacemos con cacao, así que es bueno para ti. Eso es 1 litro.

Ingredientes:

- 2 ½ tazas de agua
- 1 taza de azúcar de coco
- ¾ de taza de cacao en polvo
- Una pequeña pizca de sal
- 6 onzas de barra de cacao, finamente picada
- ½ cucharadita de pasta de vainilla o vainilla en polvo

Preparación:

En una cacerola, batir 1 ½ tazas de agua con el azúcar, el polvo y la sal, llevar a ebullición, batiendo frecuentemente. Llevar a ebullición y batir durante 45 segundos. Retirar del fuego y remover el chocolate hasta que se derrita, luego añadir la vainilla y el agua restante.

Pasar a una batidora y batir durante 15 segundos. Enfría y congela en tu heladera o de la forma en que hicimos el yogur. A continuación, pasar a un recipiente y congelar. Dejar reposar unos minutos antes de servir. O comer ahora.

Sugerencias: Puedes probar con sustitutos como la leche de coco y la compota de frutas.

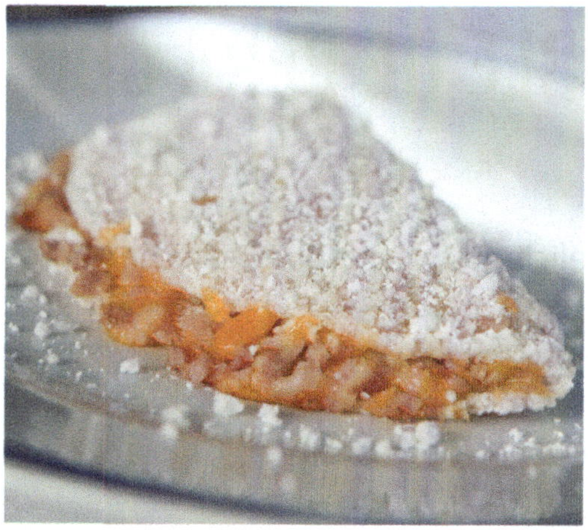

NECTARINAS SALTEADAS CON TAPIOCA DE COCO

Deliciosa y también juguetona. Adapte los azúcares a su gusto. Para 4 a 6 personas.

Ingredientes:

- 2 tazas de perlas de tapioca
- 2 ¾ tazas de leche de coco
- 1 cucharada de azúcar de palma, extra para servir
- 4 nectarinas, cortadas por la mitad
- 2 limas, con zumo
- Aceite de oliva en spray
- Virutas de coco

Preparación:

Llevar a ebullición un cazo con agua y añadir la tapioca y remover hasta que vuelva a hervir, removiendo de vez en cuando, hasta que las perlas estén translúcidas, unos 10-15 minutos. Escurrir en un colador fino y enjuagar con agua fría, escurrir y colocar en un bol con la leche, el azúcar y una pizca de escamas de sal marina y remover para combinar. Poner en la nevera.

Caliente una sartén a fuego alto, rocía las nectarinas y cocínalas, con el corte hacia abajo, hasta que se doren, unos 1-2 minutos. A continuación, dales la vuelta y cocínalos durante 1 ó 2 minutos más. Pasar a un plato, espolvorear con lima y azúcar de palma y servir con chips de tapioca y coco.

Nota: La tapioca tiene un alto contenido de almidón y se espesa al cuajar. Si es necesario, añada más leche de coco para aflojarla.

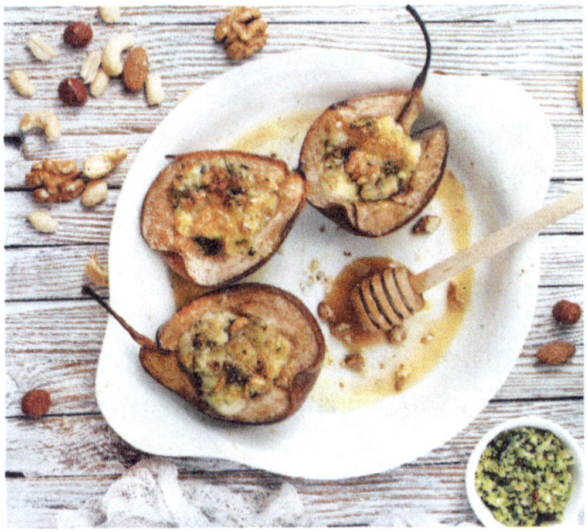

CRUMBLE DE PERA CON MIEL

Un plato delicioso que se puede comer en el desayuno y en el postre. O para comer... Puedes preparar todo con antelación y luego montarlo y cocinarlo cuando quieras. El tratamiento de la pera también funciona con las manzanas. Para 4 personas.

Ingredientes:

- 1/3 de taza de zumo de naranja fresco
- 1 ½ tazas de miel cruda
- 1 cucharada de zumo de limón
- 2 cucharaditas de pasta o polvo de vainilla
- 1 rama de canela
- 8 peras Bosc, peladas, descorazonadas y cortadas en cuartos

Crumble de avena

- ½ taza de copos de avena
- ¼ de taza de azúcar de coco
- ½ cucharadita de canela de Ceilán molida
- ¼ de taza de mantequilla, derretida y enfriada

Para servir

- Yogur griego espeso

Preparación:

Cocer a fuego lento la miel, los zumos, la vainilla y la canela en una sartén a fuego medio-alto hasta que se forme un jarabe, 7-8 minutos. Añada las peras y cueza a fuego lento, dándoles la vuelta de vez en cuando, hasta que se caramelicen, unos 10-15 minutos. Dividir las peras y los jugos entre 4 cuencos poco profundos para horno, untados con mantequilla (aproximadamente 1 ½ tazas, o una grande) y reservar.

Precalentar el horno a 355F. Añadir la avena, el azúcar y la canela y mezclar. Vierta un poco de mantequilla y mézclela bien con las manos limpias para cubrirla uniformemente y extiéndala sobre la mezcla de peras y hornéela hasta que esté burbujeante y dorada, unos 10-15 minutos. Servir con yogur.

Sugerencias: Las peras también son estupendas con gachas, o con muesli y yogur.

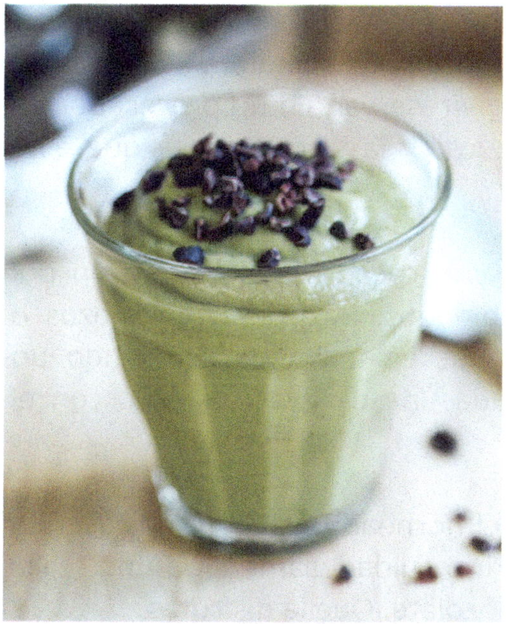

GALLETAS DE CACAO Y AGUACATE

Los hacemos de tres maneras diferentes, una traviesa, una buena y una justa. Bueno, vale, todos son perfectos.

El cacao le da un profundo sabor a chocolate; no se desanime por el aguacate en la galleta, porque ni siquiera lo notará. 10-12 (o el doble, 20-24) galletas.

Ingredientes:

- ½ taza de aguacate, triturado
- 1 huevo grande, a temperatura ambiente
- 1 cucharadita de pasta o polvo de vainilla
- ½ taza de azúcar de coco o azúcar moscovado, bien empaquetado
- 1 cucharadita de bicarbonato de sodio
- ½ taza de harina integral de repostería, harina de uso general, harina de espelta o una mezcla de ambas
- ½ taza de cacao en polvo
- ¼ de taza de nibs de cacao picados o barras de cacao (no pasa nada si es más de ¼ de taza, no lo diremos).

Preparación:
Coloca la rejilla del horno en el centro del mismo y precaliéntalo a 350F. Forrar una bandeja para hornear con papel pergamino y reservar. En un procesador de alimentos, mezcla el aguacate, el huevo, el azúcar y la vainilla hasta que esté completamente suave.

Incorporar el bicarbonato de sodio, la harina y el cacao (o colocar en un bol grande y mezclar) hasta que estén bien combinados. Incorporar los trozos o copos de cacao. Coloca las cucharadas redondas en la bandeja, dejando un centímetro de espacio entre ellas. Presiona cada una de ellas un poco con el dorso de un tenedor.

Hornear de 8 a 10 minutos. No te excedas en el horneado; déjalo reposar en la cocina durante unos minutos antes de transferirlo cuidadosamente a una rejilla para enfriar. Esta es una verdadero receta de chocolate. Que la disfrutes.

Sugerencias: Prueba ¼ de taza de aguacate, ¼ de taza de mantequilla ablandada. Prueba con ¼ de taza de aguacate y ¼ de taza de manteca de cacao derretida o rallada. Prueba con ½ taza de manteca de cacao. Prueba con ¼ de taza de manteca de cacao y ¼ de taza de mantequilla. Lo que tu prefieras.

PLAN DE COMIDAS DE 28 DÍAS

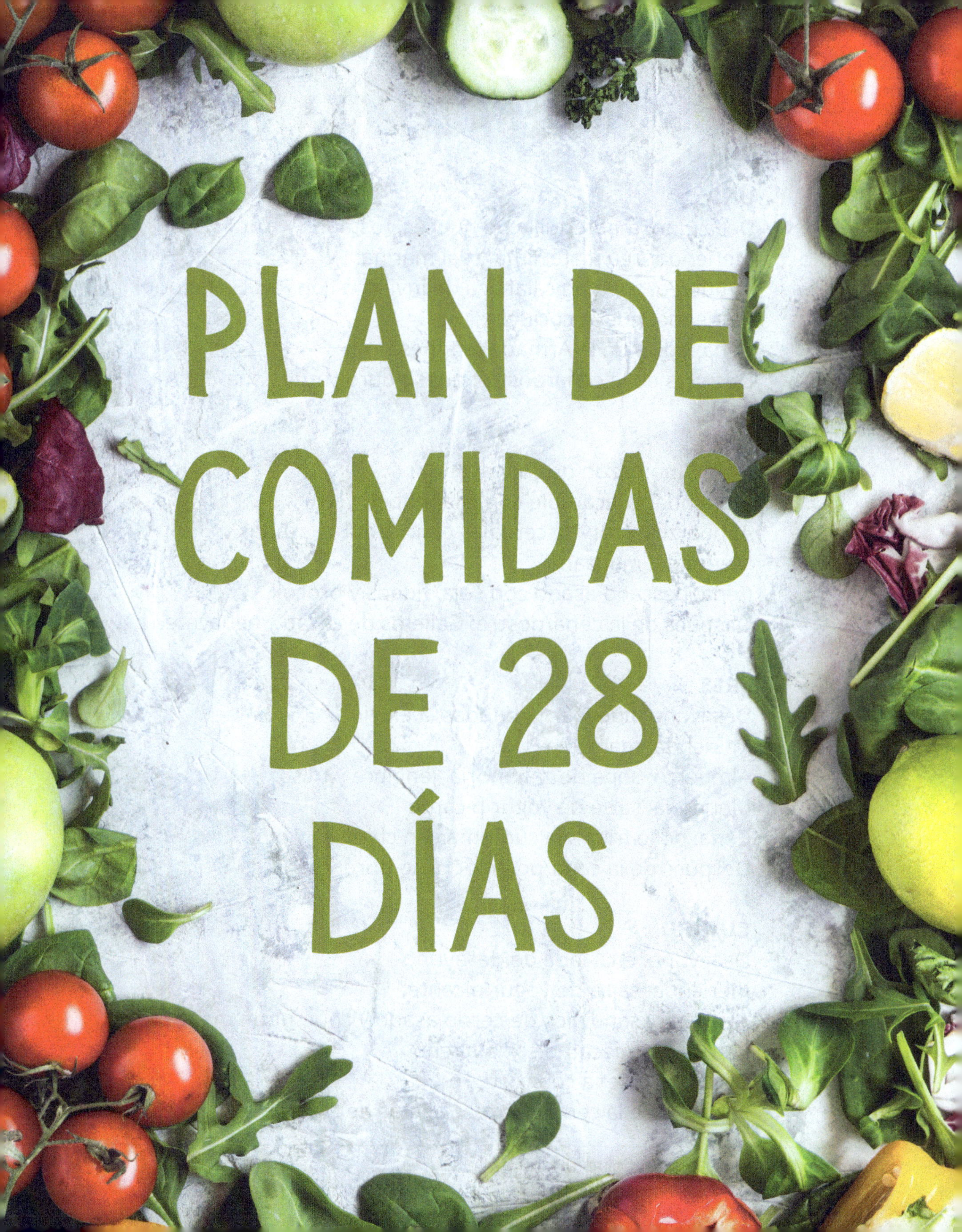

PRIMERA SEMANA

1

UNA
Desayuno: mantequilla de nueces, tostadas y fruta
Merienda: aguacate, lima y sal marina.
Almuerzo: sopa de calabaza de invierno con Ras El Hanout
Merienda: huevo cocido
Cena: Curry de la Armada Japonesa
Después de la cena/postre: queso duro y manzana

2

DOS
Desayuno: tazón de chia-avena
Merienda: guacamole con jalapeño
Almuerzo: tazón de cereales con verduras asadas
Merienda: manzana
Cena: pescado asado con soja, fideos y brócoli.
Después de la cena/postre: Galletas de cacao y aguacate.

3

TRES
Desayuno: huevos a 4 bandas, a elegir
Merienda: manzana
Almuerzo: sopa de zanahoria, jengibre y miso
Merienda: salsa de yogur picante
Cena: pollo frito a la cúrcuma con chirivías y piña.
Después de la cena/postre: queso duro y galletas.

4

CUATRO
Desayuno: ensalada de desayuno
Merienda: salsa de yogur picante
Almuerzo: sándwich de cerdo asado y chucrut de manzana.
Merienda: guacamole y jalapeño
Cena: berenjena con cordero
Después de la cena/postre: Galletas de cacao y aguacate.

PRIMERA SEMANA

5

CINCO

Desayuno: avena para llevar (dulce)
Merienda: manzana
Almuerzo: hamburguesas de boniato y garbanzos con judías y menta.
Merienda: aguacate con lima y sal marina.
Cena: pescado asado con patatas
Después de la cena/postre: yogur

6

SEIS

Desayuno: gofres de patata
Merienda: manzana
El almuerzo: Alitas de pollo vietnamitas
Merienda: huevo cocido
Cena: Biryani de pollo con albaricoque
Sobremesa/postre: sorbete de chocolate

7

SÉPTIMO

Desayuno: avena, yogur, manzana con ensalada y aguacate
Merienda: queso duro y galletas saladas
Almuerzo: pollo braseado en una sartén con yogur
Merienda: plátano
Cena: cordero cacciatore
Sobremesa/postre: Tostada francesa con albaricoques en almíbar y helado.

SEGUNDA SEMANA

1

UNA

Desayuno: Huevos a 4 bandas - huevo cocido con pan tostado y salsa de pimiento rojo
Merienda: batido de su elección
Comida: pollo asado
Merienda: plátano
Cena: patatas fritas de cordero
Después de la cena/postre: yogur y compota de manzana

2

DOS

Desayuno: avena instantánea y yogur
Merienda: salsa de guisantes y menta con labneh y rábanos.
Almuerzo: hamburguesa de cordero
Merienda: pera
Cena: pizza caprese
Después de la cena/postre: plátano

3

TRES

Desayuno: mantequilla de nueces, tostadas y fruta
Merienda: rollos de salchicha de cordero con zanahorias asadas
Almuerzo: sopa de pollo con coco y cúrcuma
Merienda: aguacate con lima y sal marina
Cena: berenjena con sabor a pescado
Después de la cena/postre: fruta con hueso

4

CUATRO

Desayuno: tazón de chia-avena
Merienda: manzana
Almuerzo: ensalada de remolacha, garbanzos y za'atar.
Merienda: salsa de guisantes y menta con labneh y rábano.
Cena: hamburguesa de cerdo con pera y chucrut
Después de la cena/postre: yogur y avena con un plátano.

SEGUNDA SEMANA

5

CINCO

Desayuno: huevos a 4 bandas - a su elección
Merienda: manzana
Almuerzo: caldo de calabacín y quinoa con feta
Merienda: rollos de salchicha de cordero con zanahorias asadas
Cena: cerdo, patatas verdes marchitas y salsa de queso.
Después de la cena/postre: yogur

6

SEIS

Desayuno: tazón de chia-avena
Merienda: aguacate con lima y sal marina.
Almuerzo: sándwich de súper ensalada
Merienda: salsa de guisantes y menta con labneh y rábano.
Cena: pollo al pimentón con patatas, puerros y chucrut.
Después de la cena/postre: Galletas de cacao y aguacate.

7

SEPTIEMBRE

Desayuno: Huevos a 4 bandas, al horno con salsa de pimientos rojos
Merienda: plátano
Almuerzo: nachos cargados
Merienda: yogur
Cena: pollo con cúrcuma y arroz
Sobremesa/postre: Nectarinas salteadas con tapioca de coco.

TERCERA SEMANA

1

UNA

Desayuno: Melocotones con nata
Merienda: queso duro y galletas saladas
Almuerzo: ensalada de gambas y piña
Merienda: aguacate, edamame y salsa de limón
Cena: arroz con jeera y dhal
Después de la cena/postre: yogur helado

2

DOS

Desayuno: avena, yogur, manzana con ensalada y aguacate.
Merienda: pera
Almuerzo: ensalada de hinojo y espárragos a la parrilla
Merienda: yogur
Cena: cerdo asado limpio
Sobremesa/postre: sorbete de chocolate

3

TRES

Desayuno: mantequilla de nueces, tostadas y fruta
Merienda: aguacate, edamame y salsa de limón.
Almuerzo: arroz con jeera y dhal
Merienda: batido a elección
Cena: atún y farfalle
Después de la cena/postre: yogur y avena con un plátano.

4

CUATRO

Desayuno: bol de chia-avena
Merienda: aguacate, edamame y salsa de limón.
Comida: sopa de espárragos
Merienda: huevos duros
Cena: risotto de calabacín con parmesano y orégano.
Después de la cena/postre: Galletas de cacao y aguacate.

TERCERA SEMANA

5

CINCO

Desayuno: Huevos de 4 formas, huevos revueltos con guarnición a elegir.
Merienda: plátano
Almuerzo: tacos de boniato y aguacate
Merienda: huevo cocido
Cena: berenjenas a la parmesana
Después de la cena/postre: manzanas y queso duro

6

SEIS

Desayuno: ensalada ultra verde con puré de aguacate
Merienda: yogur y compota de manzana
Almuerzo: tacos de cerdo y piña
Merienda: zumo de frutas o batido de su elección
Cena: remolacha al horno con salsa de yogur y tomillo.
Después de la cena/postre: plátanos de azúcar con salsa de caramelo de coco

7

SEPTIEMBRE

Desayuno: tazón de chia-avena
Merienda: plátano
Almuerzo: sándwich de cerdo asado y chucrut de manzana.
Merienda: huevo cocido
Cena: ensalada de boniato
Sobremesa/postre: crumble de pera con miel

CUARTA SEMANA

1

UNA

Desayuno: avena instantánea y yogur
Merienda: huevo cocido
Almuerzo: tazón de cereales con verduras asadas
Merienda: yogur
Cena: sopa de chirivía con mantequilla de avellana
Después de la cena/postre: queso duro y manzana

2

DOS

Desayuno: avena para llevar (dulce o salada)
Merienda: galletas de arroz
Almuerzo: ensalada de atún, garbanzos e hinojo
Merienda: plátano
Cena: pollo blanco cocinado con salsa de soja y jengibre.
Sobremesa/postre: sorbete de cacao

3

TRES

Desayuno: huevos a 4 bandas, a elegir y guarnición
Merienda: salsa de berenjena ahumada y pimiento rojo.
Almuerzo: sopa de carne y avena
Merienda: patatas fritas de boniato
Cena: lomo de cerdo
Después de la cena/postre: fruta con hueso

4

CUATRO

Desayuno: mantequilla de nueces, tostadas y fruta
Merienda: batido a elección
Almuerzo: quiche de hinojo y puerros sin corteza.
Merienda: aguacate en rodajas con lima y sal marina.
Cena: butternut asado al tamari y boniato con girasol y rábano picante.
Después de la cena/postre: manzana

CUARTA SEMANA

5

CINCO
Desayuno: ensalada de desayuno
Merienda: yogur
Almuerzo: sopa de zanahoria, jengibre y miso
Merienda: salsa de berenjena ahumada y pimiento rojo.
Cena: Brochetas de carne pegada con pera asiática y chucrut.
Sobremesa/postre: Tostada francesa con albaricoques en almíbar y helado.

6

SEIS
Desayuno: muesli de leche de almendras con plátano, arándanos y cacao.
Merienda: queso duro y galletas saladas
Almuerzo: kasha y trucha marina escalfada
Merienda: manzana
Cena: souvlaki de falda de ternera
Después de la cena/postre: queso duro y galletas.

7

SIETE
Desayuno: gofres de patata
Merienda: salsa de berenjena ahumada y pimiento
Almuerzo: tacos de boniato y aguacate
Merienda: manzana
Cena: quesadilla vegana
Después de la cena/postre: melocotones con nata o yogur aromatizado.

LA CURACIÓN RÁPIDA ES FÁCIL

Sufrí durante casi una década y media sin respuestas y me resigné a la realidad de que nunca mejoraría, y que era sólo cuestión de tiempo que la enfermedad se apoderara del resto de mi vida.

Hasta que descubrí Acemannan.

Conocí esta rara molécula de aloe vera durante una llamada de asesoría fiscal para mi negocio de publicación de libros. Después de ahorrar 20.000 dólares más para mis dos últimos años de declaración de la renta, nuestra conversación se centró en la Construcción del Reino y sobre la salud.

Me enteré de que mi asesor fiscal también había sufrido graves problemas de salud durante una década y media, antes de recuperarse por completo y curarse. Naturalmente, profundicé para saber más sobre lo que estaba haciendo.

Se trataba de suplementos terapéuticos de una empresa llamada Manna-Relief que proporcionaba nutrición orgánica y de refuerzo inmunológico a niños desnutridos de todo el mundo. Estaban salvando la vida de niños que habían sido olvidados y abandonados en orfanatos, sin saber por qué ellos también estaban enfermos y moribundos.

Resultó que tenían un problema similar al mío, manifestado de forma diferente. Ambos teníamos los sistemas inmunitarios débiles y los microbiomas intestinales alterados y dañados. Como resultado, nuestros cuerpos eran incapaces de curarse a sí mismos correctamente y eran más propensos a las enfermedades crónicas, las infecciones y la inflamación.

Mientras no recibía suficiente comida, mi cuerpo se mataba involuntariamente debido a las infecciones bacterianas desenfrenadas en mi colon. Sin embargo, la solución era la misma: restaurar el intestino y activar el sistema inmunitario. Me sonó a ciencia ficción cuando me explicó la teoría y los increíbles resultados que la gente obtenía con este método.

Cosas como:

Cánceres	Pancolitis	Infecciones bacterianas	Migrañas
Tumores	Diverticulitis	Infecciones crónicas	Alergias
Fibrosis quística	Enfermedad celíaca	Virus	Eczema
Fibromialgia	Enfermedad de Crohn	Coronavirus (Covid-19)	Enanismo
SIDA	Enfermedad de Alzheimer	Enfermedades autoinmunes	Inflamación crónica
EII	Demencia	Síndrome de fatiga crónica	Trastornos hormonales
MII (MII-D, MII-C)	Anemia falciforme	Artritis	Trastornos linfáticos
Colitis ulcerosa	Infecciones por hongos		Y muchos más

Decir que yo era escéptico es quedarse corto. Sin embargo, tenía la mente lo suficientemente abierta como para escuchar y hacer preguntas, por si acaso también me servía a mí. Un joven padecía un tumor ocular raro e inoperable cuando su familia oyó hablar de Acemannan. Le pusieron este tratamiento no tóxico y no biológico y en seis meses su tumor había desaparecido por completo.

Cuando vi una foto del antes y el después de este joven, fue como si el tumor nunca hubiera estado allí. Pensé que habían tardado años en conseguir este resultado y por eso les pregunté cuánto tiempo había tardado el chico.

Seis meses. Ese es el tiempo que tardó su cuerpo en eliminar completamente el tumor y devolverle la vida y la cara. Y lo único que hizo de forma diferente fue tomar estos productos terapéuticos que contenían los más potentes nutrientes antifúngicos, antivirales, antiinflamatorios y de refuerzo inmunitario procedentes del aloe vera, el pino de Nueva Zelanda, la manuka de Nueva Zelanda y la remolacha.

En ese momento, mi radar de "esto es demasiado bueno para ser verdad" se disparó. ¿Cómo podrían las terapias naturales y holísticas permitir que el cuerpo de las personas se cure de enfermedades graves? Pensaba que todas eran incurables y que sólo las vacunas y los medicamentos podían aliviar, curar o sanar las enfermedades.

Pero llegué al punto de no retorno. Podía ceder a mi escepticismo y a mi creencia de que nada funcionaría, o podía intentarlo. En mi llamada a la asesoría fiscal, les dije literalmente en voz alta: "Lo intentaré". ¿Qué tengo que perder?"

Pedí un frasco y desde entonces no he tenido ningún problema con la colitis ulcerosa, ni con ninguno de mis síntomas y problemas de salud.

En este libro encontrará información sobre la colitis ulcerosa, qué es, sus síntomas y qué puede ayudarle durante los brotes. También he incluido los alimentos más comunes que hay que evitar durante un brote, los alimentos que hay que comer y que no irritan demasiado el colon a la vez que aportan nutrientes, los planes de comidas, las recetas y las listas de la compra para que tu viaje de curación sea lo menos doloroso y lo más sencillo posible.

Sé que cuando estaba en mi viaje de curación, era aterrador y confuso porque no tenía ni idea de qué hacer, qué comer o no comer, y cómo encontrar una curación verdadera y duradera - si es que existía. La buena noticia es que sí.

Utiliza este libro de cocina como hoja de ruta para gestionar tus brotes con más tranquilidad y, en última instancia, encontrar la curación total como hice yo. Si quieres saber más sobre las terapias que tomé (y sigo tomando) y que sanaron completamente mi cuerpo en quince días, puedes pinchar en el siguiente enlace para saber más.

https://www.operationlove.myalovea.com

Si estás en un lugar como yo (y espero que nunca lo estés) en el que puedes decirte a ti mismo: "¿Qué tengo que perder? Déjenme probarlos como hizo Matthew y ver qué hacen por mí". En ese caso, deberías considerar seriamente probarlos por ti mismo para saber más, como mínimo.

No digo que te curen o te hagan mejorar de una enfermedad, ya que la FDA (Organo de Control de Fármacos de los Estados Unidos) dice que es ilegal afirmar que todo lo que no sean vacunas y fármacos curan, mitigan o remedian una enfermedad, aunque lo hagan.

Todo lo que digo es: "¿Por qué no intentas averiguarlo por ti mismo?" La colitis ulcerosa es un camino solitario y oscuro, pero ahora ya no tienes que permanecer en la oscuridad. Espero que este libro te ayude a preparar tus comidas, a alimentarte, a curarte y a recuperar tu vida.

El mundo te necesita, y nosotros necesitamos que des lo mejor de ti para que alcances tu máximo potencial e impactes en el mundo con tu presencia. Mi esperanza es que experimentes la curación y la recuperación como yo lo he hecho, y como muchos otros lo han hecho antes que yo.

No tienes que sufrir esta enfermedad por tu cuenta o sin respuestas. Hay soluciones que funcionan para gente como tú y yo. Elija uno y encuentre su cura. Si tienes curiosidad por saber qué tomé, aquí tienes la lista (que sigo tomando todos los días):

- Inmune
- Sin límites
- Diario
- Saldo
- Cell-a-brate

Puede encontrar más información sobre estos y todos los productos Alovea en **https://www.operationlove.com/myalovea.com**. Si te decides a comprar, utiliza el código de referencia OPERATIONLOVE para obtener un 15% de descuento en tus pedidos.

Si deseas hacer una donación para ayudar a financiar la misión de proporcionar nutrición a los niños desnutridos de todo el mundo, visita Manna Relief en **https://www.mannarelief.org/**.

OPERACIÓN AMOR

Si quieres unirte a una comunidad de personas con ideas afines que están pasando por lo mismo que tú, que han encontrado la curación, o que están siendo apoyadas mientras pasan por esto, entonces ven y únete a nosotros en la **Operación Amor (*Operation Love . com*)**.

Nos encantaría que te unieras a nosotros y nos dejaras apoyarte, animarte y ayudarte en tu viaje de curación. Tenemos un grupo abierto en Facebook para que la gente se reúna con una misión: encontrar una cura para la enfermedad.

Y si has experimentado la curación, nos encantaría escuchar tu historia. ¡Ven y compártelo con nosotros!

Nunca se sabe cuándo tus palabras y tu historia pueden cambiar la vida de alguien y darle ese empujón extra para seguir adelante y no rendirse.

Encuéntranos en Facebook en

Operación Amor - Ofrece recursos educativos para la curación de enfermedades.

SOBRE MATTHEW THRUSH

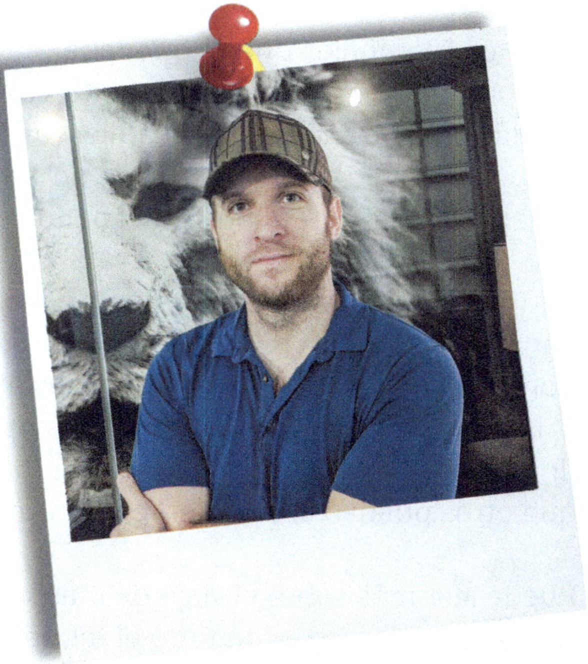

Matthew padecía una enfermedad intestinal inflamatoria crónica (EII) desde hacía más de diez años sin respuesta ni mejora.

Sus problemas de salud comenzaron con mareos extremos, náuseas y vómitos diarios tras recibir las vacunas durante el campamento de entrenamiento de la Marina, y empeoraron a lo largo de los años con constantes prescripciones de antibióticos y AINE.

Pronto estos problemas se convirtieron en migrañas diarias, alergias graves, dolor crónico, insomnio, ansiedad y complicaciones abdominales (sangre, diarrea, incontinencia fetal y visitas constantes al baño) que le mantuvieron en cama y en el baño hasta tres años.

Su matrimonio se resintió. Sus relaciones con los amigos, la familia y sus dos hijos eran inexistentes. Y no pudo ascender en el trabajo por sus constantes ausencias para ir al médico o porque tenía que ir corriendo a casa a ducharse y cambiarse porque había tenido otro "accidente".

Probó varias dietas y protocolos de varios especialistas gastrointestinales con un alivio menor, a menudo sin ninguna mejora. Cuando encontró MannaRelief en Dallas, Texas, todo cambió en quince días.

Probó sus suplementos terapéuticos y notó mejoras drásticas en cuatro días: sus visitas al baño de 15 minutos con heces sanguinolentas cesaron. Después de unas dos semanas de tomar su producto, infundido con Acemannan, todas sus complicaciones de salud desaparecieron como si nunca las hubiera tenido.

El único "demonio" que le quedaba por vencer era renovar su mente haciéndole comprender que estaba realmente curado y que ya no estaba enfermo, lo que significaba entrenar sus pensamientos para volver a relacionarse con el mundo y no preocuparse por los ataques de pánico que le paralizaban cada vez que se alejaba más de diez minutos del baño.

Su misión es erradicar las enfermedades causadas por la inflamación crónica y dar esperanza a la gente para que pueda recuperar su vida como lo hizo él. Comparte lo que ha aprendido en sus años de búsqueda de respuestas, la ciencia y la evidencia que ha encontrado para la restauración total del intestino, y finalmente, comparte su historia de lo que curó completamente su cuerpo para que otros puedan experimentar el mismo resultado.

Puede leer más sobre el viaje de Matthew y las terapias que le cambiaron la vida y que ahora comparte con todo el mundo en

https://www.operationlove.com/myalovea.com.

TAMBIÉN DE MATTHEW THRUSH

Curar todo el cuerpo

- El libro de cocina de la dieta para la colitis ulcerosa
- El libro de cocina de la dieta del síndrome del intestino irritable
- El libro de cocina de la dieta de la inflamación crónica
- El libro de cocina de la dieta para la enfermedad de Crohn
- El libro de cocina de la dieta de la diverticulitis
- El libro de cocina de la dieta del intestino permeable
- El Libro de Cocina de la Dieta para la Diabetes
- El libro de cocina de la dieta para la migraña
- El libro de cocina de la enfermedad celíaca

Cambio total del intestino

- Transformación total del intestino: colitis ulcerosa
- Transformación total del intestino: Síndrome del intestino irritable
- Cambio total del intestino en la diabetes
- Cambio total del intestino: diabetes y enfermedad de Crohn
- Cambio total del intestino Enfermedad celíaca
- Cambio de imagen total del intestino Migrañas
- Cambio total del intestino Alergias
- Transformación total del intestino Sinusitis
- Transformación total del intestino SIBO
- Transformación total del intestino Síndrome de fatiga crónica

Rejuvenecimiento corporal total

- Dieta antiinflamatoria para la colitis ulcerosa
- Dieta antiinflamatoria para el síndrome del intestino irritable
- Dieta antiinflamatoria para la EII
- Dieta antiinflamatoria para la diverticulitis
- Dieta antiinflamatoria para la enfermedad de Crohn
- Dieta antiinflamatoria para el intestino permeable

La llamada del lobo

- El silencio de los lobos - Precuela
- La llamada del lobo
- El camino de los lobos
- La música de los lobos
- El susurro de los lobos
- Espíritu de los lobos
- La balada de los lobos
- El destino de los lobos
- Alfa del lobo

Orden de la Luna

- Secretos de la Luna
- Sombras de la Luna
- Sangre de la Luna
- La oscuridad de la luna
- La magia de la Luna
- Luz de la Luna
- Legado de la Luna
- Guardián de la Luna

Unir los clanes

- Despierta
- Magia
- Fuego
- Aire
- Agua
- Tierra
- Luz
- Oscuridad

TAMBIÉN DE MATTHEW THRUSH

Unir los Covens

- Maldición
- Alquimia
- Grimorio
- Runa
- Encanto
- Hechizo
- Hex
- Encanto

Unir las legiones

- Conjurar
- Convocatoria
- Fuego infernal
- Omen
- Posesión
- Wicked
- Condenar
- Purgatorio

Unir a los Fae

- Hada
- Darkling
- Glimmer
- Chispa
- Sombra
- Resplandor
- Susurro
- Shatter

Raifen

- La búsqueda de la verdad
- Una llamada al mal

Protocolo L.A.R.S

- El Protocolo Lázaro
- El gen Lázaro
- El Experimento Lázaro
- El Pacto de Lázaro
- El efecto Lázaro
- La revuelta de Lázaro
- La plaga de Lázaro
- La guerra de Lázaro

La Cuchilla

- Antes de la hoja
- Dentro de la hoja
- Contra la hoja

Nebulosa Hendrix

- Colapso binario
- Urdimbre de la supremacía
- Cambio de autonomía

Humo y cenizas

- 2136
- Cielo ámbar
- Resucitado

Cazador de demonios

- Elegido
- Nacido de nuevo
- La caída
- La llamada
- El sectario

Planetas atómicos

- Borde exterior
- Espacio profundo
- Oráculo de Marte
- Plaga roja
- Sirenas de Mercurio
- Rebeldes de Babilonia
- Sombras de la Tierra
- Huesos de la Tierra

Libros independientes

- Desactivado
- Mi bendita vida
- Tres tonos de negro
- Todo está perdido
- Némesis
- Planeta Rojo
- El empresario ocupado
- La clave de los 3 factores
- La trituradora de deudas rápida
- El beso de la muerte
- El generador de bestsellers
- El escritor fantasma de 6 cifras
- Escritor a tiempo completo
- Revelación de las ventas de libros

ÍNDICE

ÍNDICE

ÍNDICE

KING OF KINGS

Made in the USA
Coppell, TX
01 November 2026

10540928R00142